Wolfgang Hellmann (Hrsg.)

Sonja Drumm
Annette Achenbach

Integrierte Versorgung mit
Klinischen Pfaden erfolgreich
gestalten

Praktische Tipps
zum Prozess-, Kosten- und
Erlösmanagement

Wolfgang Hellmann (Hrsg.)

Sonja Drumm
Annette Achenbach

Integrierte Versorgung mit Klinischen Pfaden erfolgreich gestalten

Praktische Tipps zum Prozess-, Kosten- und Erlösmanagement

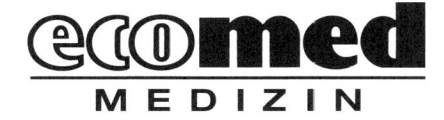

ecomed
MEDIZIN

Hinweis:

Die Wiedergabe von Gebrauchsnamen, Handelsnamen, Warenbezeichnungen usw. in diesem Werk berechtigt auch ohne besondere Kennzeichnung nicht zu der Annahme, dass solche Namen im Sinne der Warenzeichen- und Markenschutzgesetzgebung als frei zu betrachten wären und daher von jedermann benutzt werden dürften.

Der Leser darf darauf vertrauen, dass Herausgeber, Autoren und Verlag größte Mühe darauf verwandt haben, alle Angaben in diesem Buch genau dem Wissensstand entsprechend zu bearbeiten; dennoch sind Fehler nicht vollständig auszuschließen. Aus diesem Grund können Herausgeber, Autoren und Verlag keine Gewähr für die Richtigkeit der mitgeteilten Daten und Angaben übernehmen; eine Verpflichtung oder Haftung kann aus ihnen nicht herbeigeführt werden.

Mit freundlicher Empfehlung   Herausgeber, Autoren und Verlag

---

Bibliografische Information Der Deutschen Bibliothek
Die Deutsche Bibliothek verzeichnet diese Publikation in der Deutschen Nationalbibliografie; detaillierte bibliografische Daten sind im Internet über http://dnb.ddb.de abrufbar.

Sonja Drumm, Annette Achenbach: Integrierte Versorgung mit Klinischen Pfaden erfolgreich gestalten

© 2005 ecomed MEDIZIN, Verlagsgruppe Hüthig Jehle Rehm GmbH

Justus-von-Liebig-Straße 1, 86899 Landsberg/Lech, Tel. 0 81 91/1 25-0,
Telefax 0 81 91/12 51 51, Internet: http://www.ecomed.de
Alle Rechte, insbesondere das Recht der Vervielfältigung und Verbreitung sowie der Übersetzung, vorbehalten. Kein Teil des Werkes darf in irgendeiner Form (durch Fotokopie, Mikrofilm oder ein anderes Verfahren) ohne schriftliche Genehmigung des Verlages reproduziert oder unter Verwendung elektronischer Systeme gespeichert, verarbeitet, vervielfältigt oder verbreitet werden.

Satz: Fotosatz H. Buck, 84036 Kumhausen
Druck: Kessler Druck + Medien, 86399 Bobingen
ISBN: 3-609-16294-5

Inhaltsverzeichnis

Vorwort des Herausgebers		7
Einleitung		9
1	**Integrierte Versorgung (IV) in Deutschland**	11
1.1	Rechtlicher Rahmen	11
1.1.1	Einführung	11
1.1.2	Gesetzliche Grundlagen	14
1.1.3	Einrichtung einer Registrierungsstelle bei der Bundesgeschäftsstelle Qualitätssicherung gGmbH (BQS)	25
1.2	Das Medizinische Versorgungszentrum (MVZ) als Partner in der Integrierten Versorgung	26
1.3	Disease-Management-Programme oder strukturierte Behandlungsprogramme	31
2	**Integrierte Klinische Behandlungspfade (IKB) als elementare Grundlage der Integrierten Versorgung**	35
2.1	Integrierte Klinische Behandlungspfade als Instrument der medizinischen Prozessstrukturanalyse	36
2.1.1	Definitionen	37
2.1.2	Zielsetzungen Klinischer Behandlungspfade (KB) im Krankenhaus	40
2.1.3	Zielsetzungen Integrierter Klinischer Behandlungspfade (IKB)	43
2.1.4	Erstellungsmöglichkeiten Integrierter Klinischer Behandlungspfade	44
2.2	Integrierte Klinische Behandlungspfade als Instrument der Prozessleistungsanalyse	57
2.2.1	Kostenartenrechnung in der Integrierten Versorgung	57
2.2.2	Kostenstellenrechnung unter Aspekten des Prozessmanagements und der Profitcenterbildung in der integrierten Versorgung	65
2.2.3	Prozesskostenrechnung in der Integrierten Versorgung	69
2.3	Fazit: Integrierte Klinische Behandlungspfade	71
3	**Entwicklung eines Modellprojekts Integrierte Versorgung**	72
3.1	Ausgangslage des Modellprojekts	72
3.2	Zielsetzung des Modellprojekts	73
3.3	Projektumsetzung	73

4	Fazit und Ausblick	155
4.1	Möglichkeiten der Implementierung eines IKB	155
4.2	Organisatorische Ansiedlung des operativen Controllings und dessen Nutzen	156
4.3	Ausblick	158

Literatur	160
Glossar	165
Abkürzungsverzeichnis	168
Autorenverzeichnis	170
Stichwortverzeichnis	172

Vorwort des Herausgebers

Die Integration der Leistungserbringer ist durch das Gesundheitsmodernisierungsgesetz (GMG) aus dem Jahre 2003 auf eine fundierte Grundlage gestellt worden und bietet damit formal eine gute Basis für die Umsetzung integrierter Versorgungskonzepte.

Die Praxis, auch in Bezug auf die geringe Zahl erfolgreicher Anträge bei den Krankenkassen, zeigt jedoch, dass die Umsetzung vielfältige Probleme für Leistungsanbieter darstellt, die sich zur Integrierten Versorgung öffnen wollen.

Denn einerseits fehlt es an klaren Vorgaben der Kostenträger, die, vor allem aus Gründen des Wettbewerbs, Informationen für Leistungsanbieter nur spärlich preisgeben.

Andererseits fehlt es an geeigneter Literatur mit konkreten Hinweisen zur Umsetzung von integrierten Versorgungskonzepten. Dies bezieht sich vorrangig auf die Auseinandersetzung mit Sektoren übergreifenden Klinischen Behandlungspfaden als essentielle Grundlage für eine qualitativ hochwertige und wirtschaftliche Patientenversorgung ohne Brüche, aber auch auf den Aufbau geeigneter Controllingstrukturen.

Das vorliegende Buch will die hier bestehende Lücke schließen helfen. Es beschreibt, ausgehend von den gesetzlichen Grundlagen, die Bedeutung Klinischer Behandlungspfade, nicht nur für das Krankenhaus, sondern auch im Hinblick auf die Integrierte Versorgung. Dabei wird in besonderer Weise ihrer betriebswirtschaftlichen Bedeutung Rechnung getragen und in diesem Zusammenhang umfassend auf ihre Nutzung als Instrument der Prozessleistungsanalyse eingegangen.

Besonders hervorzuheben ist die Bereitstellung einer Leitfaden ähnlichen Beschreibung der Vorgehensweise bei der Umsetzung integrierter Versorgungsprojekte am Beispiel eines Modellprojekts Integrierte Versorgung. Dabei wird neben kalkulatorischen Überlegungen (z.B. Kalkulation der medizinischen Behandlungskosten in Form einer Komplexpauschale) auch auf die Bewertung des unternehmerischen Risikos und die Entwicklung von geeigneten Controllingstrukturen eingegangen.

Insgesamt ergibt sich eine für die Umsetzung integrierter Versorgungskonzepte nützliche Darstellung aus der Praxis für die Praxis, wobei der betriebswirtschaftliche Aspekt für das Buch bestimmend ist. Denn beide Autorinnen sind

Vorwort des Herausgebers

Gesundheitsökonominnen und befassen sich mit der praktischen Umsetzung integrierter Versorgungskonzepte.

Den Autorinnen ist es gelungen, die komplexen betriebswirtschaftlichen Zusammenhänge präzise und dennoch gut verständlich darzustellen.

Dafür, aber auch für die gute Zusammenarbeit, sei den Autorinnen Dank gesagt. Dank gilt aber auch Frau Susanne Kühbandner (ecomed), die zur schnellen Umsetzung des Buchs maßgeblich beigetragen hat.

Ich wünsche dem Buch viel Aufmerksamkeit in der Fachöffentlichkeit und damit eine breite Leserschaft.

Hannover, im Juni 2005

Wolfgang Hellmann
Herausgeber

Einleitung

„Das deutsche Gesundheitswesen ist nicht mehr finanzierbar", ist eine Nachricht die täglich in den Medien zu hören und zu lesen ist.

Einer der Hauptgründe für diese Entwicklung ist die historisch gewachsene, sektoral getrennte Struktur der medizinischen Leistungserbringung. Diese verhielt sich in der Vergangenheit vollkommen konträr zu den derzeit politisch geforderten und als sinnvoll und notwendig erachteten Sektoren übergreifenden Kooperationsformen. Auch im Jahr 2005 besteht die medizinische Versorgung in Deutschland noch vielfach in einer überwiegend voneinander losgelösten Einzelleistungserbringung der verschiedenen Akteure des Gesundheitsmarkts.

Ein politisch initiiertes Instrument zur Gegensteuerung stellt die mit Inkrafttreten des GKV-Modernisierungsgesetz (GMG) modifizierte Möglichkeit dar, außerhalb des Kollektivvertragssystems integrierte Versorgungsstrukturen zu implementieren.

Kernziel ist, die sektoralen Grenzen zu überwinden um eine bessere Verzahnung der ambulanten und stationären Leistungsbereiche bei der Patientenbehandlung zu erreichen.

Grundsätzliche Fragestellungen, die in diesem Kontext auftauchen, betreffen die Entwicklung, Kalkulation und Umsetzung von integrierten Versorgungskonzepten.

Dieses Buch hilft konkret u.a. folgende Fragestellungen zu beantworten:

- Welche Änderungen haben sich mit Inkrafttreten des GMG zum 01.01.2004 gemäß der §§ 140a ff. SGB V ergeben?
- Welche Bedeutung haben Medizinische Versorgungszentren (MVZ) in diesem Kontext?
- Welche Überschneidungspunkte gibt es in Bezug auf Disease-Management-Programme (DMP)?
- Welchen Nutzen haben Klinische Behandlungspfade als Instrument des Prozessmanagements im Kontext der Integrierten Versorgung?
- Welche Kostenrechnungsinstrumente sind bedeutsam für die Integrierte Versorgung?
- Wie kann ein Integrierter Klinischer Behandlungspfad entwickelt werden?
- Welche Möglichkeiten gibt es, eine Komplexpauschale zu kalkulieren?

Einleitung

- In welcher Form ist es sinnvoll ein Gesamtkonzept als Verhandlungsgrundlage für den Kostenträger zu entwickeln?

Im Verlaufe des Buches wird im Rahmen von vier Kapiteln fundiert auf die einzelnen Fragestellungen eingegangen.

Ein Beispiel für ein integriertes Versorgungsmodell zeigt *Abbildung 1*:

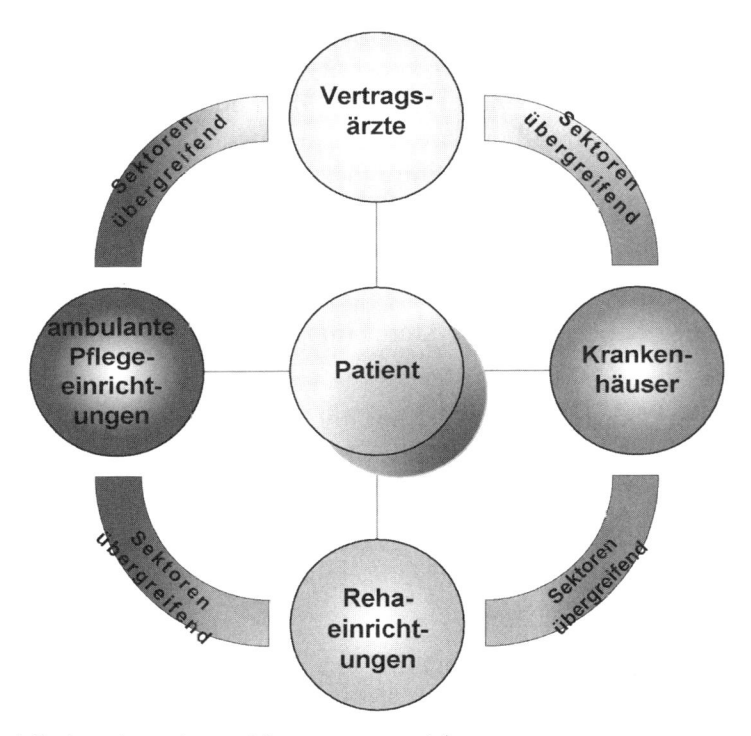

Abb. 1: Modell eines integrierten Versorgungsprojekts

Anmerkung:

Alle im Rahmen dieser Ausführung gezeigten Abbildungen und Angaben spiegeln das Modellprojekt und erheben keinen Anspruch auf Vollständigkeit.

1 Integrierte Versorgung (IV) in Deutschland

Das primäre Ziel diese Kapitels ist, dem Leser die rechtlichen Grundlagen der §§ 140a ff. SGB V aufzuzeigen und wesentliche Änderungen gegenüber der alten Regelung herauszustellen. Darüber hinaus wird das Medizinische Versorgungszentrum (MVZ) als Vertragspartner innerhalb eines integrierten Versorgungsangebotes näher beleuchtet sowie die Einführung der Disease-Management-Programme (DMP) im Kontext der integrierten Behandlung betrachtet.

1.1 Rechtlicher Rahmen

1.1.1 Einführung

Begriffsdefinition „Integration"

Der Begriff Integration stammt aus der lateinischen Sprache und bedeutet Herstellung oder Wiederherstellung eines Ganzen, Vereinigung, Einordnung eines Gliedes in ein Ganzes.

In der Soziologie und in der Wirtschaft steht der Begriff der Integration für das Zusammenführen von Einzelpersonen zu Gruppen oder das Vereinigen von mehreren Volkswirtschaften zu einem Wirtschaftsraum, wie z.B. der Europäischen Wirtschaftsgemeinschaft [1].

„Gesetzliche Definition" des Begriffs Integrierte Versorgung nach § 140a Abs. 1 SGB V

Eine klare Definition der integrierten Versorgung durch das Gesetz besteht nicht. Hier heißt es:

„(1) Abweichend von den übrigen Regelungen dieses Kapitels können **die Krankenkassen Verträge über eine verschiedene Leistungssektoren übergreifende Versorgung der Versicherten oder eine interdisziplinär-fachübergreifende Versorgung mit den in § 140b Abs. 1 genannten Vertragspartnern abschließen** ... *Soweit die Versorgung der Versicherten nach diesen Verträgen durchgeführt wird, ist der Sicherstellungsauftrag nach § 75 Abs. 1 einge-*

schränkt. Das Versorgungsangebot und die Voraussetzungen seiner Inanspruchnahme ergeben sich aus dem Vertrag zur integrierten Versorgung [2]."

Mit der Neuregelung der Integrierten Versorgung durch das GKV-Modernisierungsgesetz (GMG), das am 19. November 2003 im Bundesgesetzblatt (BGBl.) [3] veröffentlicht wurde und größtenteils zum 1. Januar 2004 in Kraft trat, wird von Seiten des Gesetzgebers verdeutlicht, dass er die Integrierte Versorgung weiterhin als das Versorgungsmodell der Zukunft betrachtet. Die neuen Rahmenbedingungen für die Integrierte Versorgung ermöglichen nunmehr neben einem rein vertikalen Zusammenschluss (unterschiedliche Leistungserbringungsstufen bzw. Versorgungsstufen) zur medizinischen Leistungserbringung (z.B. stationäre und vertragsärztliche Versorgung), auch eine interdisziplinär-fachübergreifende Versorgung.

Hierdurch wird jetzt auch eine horizontale Vernetzung der Leistungserbringung (gleiche Leistungserbringungsstufen bzw. Versorgungsstufen) Gegenstand der Integrationsversorgung, woraus sich die folgenden Alternativen für ein integriertes Versorgungsangebot ergeben:

- die ambulante Behandlung durch verschiedenartige Fachdisziplinen,
- die Leistungserbringung innerhalb eines stationären Behandlungsfalles von der vor- bis zur nachstationären Patientenbehandlung,
- die Zusammenarbeit zweier Fachdisziplinen verschiedener Krankenhäuser [4].

Hintergrund

Mit der gesetzliche Manifestation der Integrierten Versorgung in den §§ 140a-h SGB V im Jahr 2000 (GKV-Gesundheitsreformgesetz) schaffte die Regierung die erste Grundlage zur Einführung von Leistungssektoren übergreifenden Versorgungsformen für gesetzlich versicherte Patienten. Der Grundgedanke der Regierung war, dass der Patient im Mittelpunkt der medizinischen Behandlung steht und um ihn herum die medizinische Versorgung mit den unterschiedlichen Leistungsanbietern, im Sinne des § 140b SGB V aufgebaut wird.

Die strenge Trennung des ambulanten und stationären medizinischen Sektors entstand mit der Einführung der gesetzlichen Krankenversicherung im Jahr 1883. Den Patienten wurde neben der Möglichkeit der ambulanten ärztlichen Behandlung einschließlich medikamentöser Versorgung, auch die Möglichkeit eines Krankenhausaufenthalts mit freier Kur und Verpflegung geboten [5].

Unter den alten gesetzlichen Rahmenbedingungen (§§ 140a-h SGB V, alt) haben nur sehr wenige Leistungsanbieter von den neuen Handlungsspielräumen Gebrauch gemacht, obwohl sich der Gesetzgeber durch die Schaffung integrierter Versorgungsformen die Überwindung der seit einem Jahrhundert geschaffenen sektoralen Grenzen zwischen den unterschiedlichen Leistungserbringern im Gesundheitswesen erhoffte.

Eine mögliche Ursache hierfür wird vor allem in der sektoralen Budgetierung und der damit in der Vergangenheit verbundenen Bereinigung (§ 140f SGB V, alt) der vertragsärztlichen Gesamtvergütung und der Budgets der Krankenhäuser gesehen [6].

Derzeitige politische These ist, dass durch sektorales Anspruchsdenken zur Gewinnoptimierung Doppeluntersuchungen und angebotsinduzierte medizinische Behandlungsnachfrage im Rahmen der Patientenversorgung verursacht werden.

Das Aufweichen der sektoralen Grenzen durch das GMG soll nun einerseits zu einer verbesserten Versorgungsqualität der Patienten, besonders chronisch Kranker, führen. Andererseits erhofft man sich durch eine Optimierung der Behandlungskonzepte eine Reduktion der Gesundheitskosten.

Merkmale der Integrierten Versorgung

Die Integrierte Versorgung soll sich im Rahmen dieser Ausführungen insbesondere an folgenden Kriterien orientieren:

- Der Patient steht im Mittelpunkt der Behandlung.
- Um den Patienten wird ein medizinischer Versorgungskreislauf aufgebaut.
- Der Versorgungskreislauf besteht aus unterschiedlichen Sektoren übergreifenden und/oder interdisziplinär-fachübergreifenden Leistungserbringern im Gesundheitswesen, die zur Behandlung des Patienten erforderlich sind.
- Die Leistungserbringer sind Vertragspartner der Kostenträger.
- Die Leistungserbringer müssen die aufbau- und ablauforganisatorischen Voraussetzungen zur qualitätsgesicherten und wirtschaftlichen medizinischen Versorgung schaffen.

1.1.2 Gesetzliche Grundlagen

Die rechtlichen Grundlagen zur Integrierten Versorgung finden sich in den §§ 140a-d Sozialgesetzbuch fünftes Buch (SGB V).

Im Folgenden werden die Regelungen aufgeführt und wesentliche Inhalte nochmals zusammengefasst herausgestellt.

> § 140a
>
> Integrierte Versorgung
>
> (1) Abweichend von den übrigen Regelungen dieses Kapitels *können die Krankenkassen Verträge über eine verschiedene Leistungssektoren übergreifende Versorgung der Versicherten oder eine interdisziplinär-fachübergreifende Versorgung mit den in § 140b Abs. 1 genannten Vertragspartnern abschließen*. Soweit die Versorgung der Versicherten nach diesen Verträgen durchgeführt wird, ist *der Sicherstellungsauftrag nach § 75 Abs. 1 eingeschränkt*. Das Versorgungsangebot und die Voraussetzungen seiner Inanspruchnahme ergeben sich aus dem Vertrag zur integrierten Versorgung.
>
> (2) Die *Teilnahme der Versicherten* an den integrierten Versorgungsformen *ist freiwillig*. Ein behandelnder Leistungserbringer darf aus der gemeinsamen Dokumentation nach § 140b Abs. 3 die den Versicherten betreffenden Behandlungsdaten und Befunde nur dann abrufen, wenn der Versicherte ihm gegenüber seine Einwilligung erteilt hat, die Information für den konkret anstehenden Behandlungsfall genutzt werden soll und der Leistungserbringer zu dem Personenkreis gehört, der nach § 203 des Strafgesetzbuches zur Geheimhaltung verpflichtet ist.
>
> (3) Die Versicherten haben das Recht, von ihrer Krankenkasse umfassend über die Verträge zur integrierten Versorgung, die teilnehmenden Leistungserbringer, besondere Leistungen und vereinbarte Qualitätsstandards informiert zu werden.

Kernelement der Integrierten Versorgung ist der Abschluss eines autonomen Vertrages i. S. d. § 140a Abs. 1 SGB V zwischen Krankenkassen und entweder einzelnen Leistungserbringern oder aber dem Integrationsgedanken entsprechenden Leistungserbringergemeinschaften bzw. Managementgesellschaften, abgekoppelt vom Sicherstellungsauftrag der Kassenärztlichen Vereinigungen.

Der Gesetzgeber stellt klar, dass der Sicherstellungsauftrag der Kassenärztlichen Vereinigungen hinsichtlich der vertragsärztlichen Versorgung beschränkt ist, wenn die Versorgung der Versicherten aufgrund eines integrierten Versorgungsvertrages erfolgt.

Das Versorgungsangebot sowie die Voraussetzungen seiner Inanspruchnahme haben sich aus dem Integrationsvertrag zu ergeben.

Gemäß § 140a Abs. 3 SGB V hat der (freiwillig teilnehmende) Versicherte das Recht von Seiten seiner Krankenkasse umfassend über die Bestandteile eines Integrationsvertrages z.B. die teilnehmenden Leistungserbringer unterrichtet zu werden. Es ist davon auszugehen, dass es originäres Interesse jeder Vertrag schließenden Krankenkasse ist, ihre Versicherten umfassend über geschlossene integrierte Versorgungsverträge zu informieren.

> § 140b
>
> Verträge zu integrierten Versorgungsformen
>
> (1) *Die Krankenkassen können die Verträge nach § 140a Abs. 1 nur mit*
>
> 1. *einzelnen*, zur vertragsärztlichen Versorgung *zugelassenen Ärzten* und Zahnärzten und einzelnen sonstigen, nach diesem Kapitel zur Versorgung der Versicherten berechtigten Leistungserbringern oder deren Gemeinschaften,
> 2. *Trägern zugelassener Krankenhäuser*, soweit sie zur Versorgung der Versicherten berechtigt sind, *Trägern von stationären Vorsorge- und Rehabilitationseinrichtungen*, soweit mit ihnen ein Versorgungsvertrag nach § 111 Abs. 2 besteht, *Trägern von ambulanten Rehabilitationseinrichtungen* oder deren Gemeinschaften,
> 3. *Trägern von Einrichtungen nach § 95 Abs. 1 Satz 2* oder deren Gemeinschaften,
> 4. *Trägern von Einrichtungen, die eine Integrierte Versorgung nach § 140a durch zur Versorgung der Versicherten nach dem vierten Kapitel berechtigte Leistungserbringer anbieten*,
> 5. *Gemeinschaften der vorgenannten Leistungserbringer* und deren Gemeinschaften
>
> abschließen.
>
> (2) aufgehoben

(3) In den Verträgen nach Absatz 1 müssen sich die Vertragspartner der Krankenkassen zu einer qualitätsgesicherten, wirksamen, ausreichenden, zweckmäßigen und wirtschaftlichen Versorgung der Versicherten verpflichten. Die Vertragspartner haben die Erfüllung der Leistungsansprüche der Versicherten nach den §§ 2 und 11 bis 62 in dem Maße zu gewährleisten, zu dem die Leistungserbringer nach diesem Kapitel verpflichtet sind. Insbesondere müssen die Vertragspartner die Gewähr dafür übernehmen, dass sie die organisatorischen, betriebswirtschaftlichen sowie die medizinischen und medizinisch-technischen Voraussetzungen für die vereinbarte Integrierte Versorgung entsprechend dem allgemein anerkannten Stand der medizinischen Erkenntnisse und des medizinischen Fortschritts erfüllen und eine an dem Versorgungsbedarf der Versicherten orientierte Zusammenarbeit zwischen allen an der Versorgung Beteiligten einschließlich der Koordination zwischen den verschiedenen Versorgungsbereichen und einer ausreichenden Dokumentation, die allen an der integrierten Versorgung Beteiligten im jeweils erforderlichen Umfang zugänglich sein muss, sicherstellen. Gegenstand des Versorgungsauftrags an die Vertragspartner der Krankenkassen nach den Absätzen 1 und 2 dürfen nur solche Leistungen sein, über deren Eignung als Leistung der Krankenversicherung der Gemeinsame Bundesausschuss nach § 91 im Rahmen der Beschlüsse nach § 92 Abs. 1 Satz 2 Nr. 5 und der Ausschuss nach § 137c Abs. 2 im Rahmen der Beschlüsse nach § 137c Abs. 1 keine ablehnende Entscheidung getroffen hat.

(4) Die Verträge können Abweichendes von den Vorschriften dieses Kapitels, des Krankenhausfinanzierungsgesetzes, des Krankenhausentgeltgesetzes sowie den nach diesen Vorschriften getroffenen Regelungen insoweit regeln, als die abweichende Regelung dem Sinn und der Eigenart der integrierten Versorgung entspricht, die Qualität, die Wirksamkeit und die Wirtschaftlichkeit der integrierten Versorgung verbessert oder aus sonstigen Gründen zu ihrer Durchführung erforderlich ist.

Der Grundsatz der Beitragssatzstabilität nach § 71 Abs. 1 gilt für Verträge, die bis zum 31. Dezember 2006 abgeschlossen werden, nicht. Die Vertragspartner der integrierten Versorgung können sich auf der Grundlage ihres jeweiligen Zulassungsstatus für die Durchführung der integrierten Versorgung darauf verständigen, dass Leistungen auch dann erbracht werden können, wenn die Erbringung dieser Leistungen vom Zulassungs- oder Ermächtigungsstatus des jeweiligen Leistungserbringers nicht gedeckt ist.

(5) Ein *Beitritt Dritter* zu Verträgen der integrierten Versorgung ist *nur mit Zustimmung aller Vertragspartner möglich.*

Integrierte Versorgung (IV) in Deutschland

Wer als Leistungserbringer an der integrierten Versorgung teilnehmen kann ist in § 140b Abs.1 SGB V abschließend geregelt.

Die Leistungserbringer können entweder einzeln, als Vertragspartner oder gemeinsam organisiert als Verbund agieren. Im Falle eines Verbundes stehen grundsätzlich alle Rechts- und Gesellschaftsformen zur Verfügung. Beschränkungen hierbei können sich allerdings aus dem Berufsrecht der möglichen Vertragspartner ergeben. Integrierte Versorgungsverträge können nur mit unmittelbaren Leistungserbringern, deren Gemeinschaften oder Trägern, die zwar nicht selbst Versorger sind, aber eine Versorgung durch die dazu autorisierten Leistungserbringer anbieten (Managementgesellschaften) abgeschlossen werden. Infolgedessen können weder Landeskrankenhausgesellschaften noch Kassenärztliche Vereinigungen Vertragspartner eines integrierten Versorgungsvertrages sein [7].

Mögliche Vertragspartner sind:

- Vertrags(zahn)ärzte (§ 95 Abs. 1 SGB V),
- Ermächtigte Ärzte sowie ermächtigte ärztlich geleitete Einrichtungen (§ 95 Abs. 1 SGB V),
- Zugelassene oder ermächtigte Psychotherapeuten (§ 95 Abs. 10/11 SGB V),
- Belegärzte (§ 103 Abs. 7 SGB V),
- Krankenhäuser (gemäß §§ 108 SGB V, 109 SGB V),
- Medizinische Versorgungszentren (§ 95 Abs. 1 SGB V),
- Träger von Einrichtungen, die bereits eine Integrierte Versorgung nach § 140a SGB V durch berechtigt Leistungserbringer anbieten,
- Vorsorge- und Rehabilitationseinrichtungen (§ 107 Abs. 2, § 111 SGB V),
- Ambulante Rehabilitationseinrichtungen (§ 107 Abs. 2 Nr. 2 SGB V),
- Hochschulambulanzen/Polikliniken (§ 117 SGB V),
- Psychiatrische Institutsambulanzen (§ 118 SGB V),
- Sozialpädiatrische Zentren (§ 119 SGB V),
- Leistungserbringer von Heilmitteln (§ 124 SGB V),
- Leistungserbringer von Hilfsmitteln (§ 126 SGB V),
- Haushaltshilfen (§ 132 SGB V),
- Häusliche Krankenpflege (§ 132a SGB V),
- Soziotherapie (§ 132b SGB V),
- Krankentransportleistungen (§ 133 SGB V),
- Hebammenleistungen (§ 134 SGB V),
- Apotheken (§ 129 Abs. 5b SGB V).

Nach der derzeitigen Gesetzeslage muss beachtet werden, dass nur Leistungserbringer gemäß den Regelungen im SGB V Vertragspartner bei integrierten Versorgungsverträgen sein können. Leistungserbringer aus dem Bereich SGB XI und SGB XII sind derzeit als Vertragspartner im Rahmen der integrierten Versorgung (noch) nicht vorgesehen. Die Vergütungen zwischen Leistungserbringern nach dem SGB V und nicht in die Integrationskonzepte einzubindenden sonstigen Leistungserbringern anderer Rechtskreise für erbrachte konsiliarische Leistungen können nur auf Basis wechselseitiger Absprachen stattfinden.

Auf der Kostenträgerseite können Vertragspartner eine einzelne, mehrere oder alle Krankenkassen gemeinsam, nicht jedoch deren Verbände sein. Die Verbände der Krankenkassen können gleichwohl eine koordinierende Funktion für die Mitgliedskassen übernehmen [8].

Wirtschaftlichkeit und Finanzierung

Die Vertragspartner sind im Leistungsumfang an das Wirtschaftlichkeitsgebot gemäß § 12 SGB V gebunden. Dies besagt, dass die zu erbringenden Leistungen ausreichend, zweckmäßig und wirtschaftlich sein müssen und das Maß des Notwendigen nicht übersteigen dürfen.

Um das Wirtschaftlichkeitsgebot sicherzustellen ist im § 140b Abs. 3 SGB V geregelt, dass Leistungserbringer von integrativen Versorgungsformen die organisatorischen und betriebswirtschaftlichen Voraussetzungen dafür zu schaffen haben. Wie sich der Gesetzgeber die organisatorischen und betriebswirtschaftlichen Voraussetzungen vorstellt, lässt er an dieser Stelle offen. Ebenso sind die medizinischen und medizinisch-technischen Voraussetzungen entsprechend dem allgemeinen Stand der medizinischen Erkenntnisse für die vereinbarte Integrierte Versorgung zu erfüllen. Die Vertragspartner haben weiter die Erfüllung der Leistungsansprüche der Versicherten nach den §§ 2 und 11 bis 62 SGB V in dem Maße zu gewährleisten, zu dem sie nach den Vorschriften des 4. Kapitels SGB V verpflichtet sind. Darüber hinaus wird festgelegt, dass eine am Versorgungsbedarf der Versicherten orientierte Zusammenarbeit und Koordination zwischen den verschiedenen Versorgungsbereichen sowie eine ausreichende Dokumentation – die allen an der integrierten Versorgung Beteiligten im jeweils erforderlichen Umfang zugänglich sein muss – sicherzustellen ist.

Klargestellt wird auch, dass nur über solche Leistungen ein Vertrag abgeschlossen werden darf, über die der Gemeinsame Bundesausschuss keine ablehnende Entscheidung getroffen hat (§ 140b Abs. 3 Satz 4 SGB V).

Nach § 140b Abs. 4 Satz 1 SGB V kann von den Vorschriften des SGB V, des Krankenhausentgeltgesetzes (KHEntgG) und des Krankenhausfinanzierungsgesetzes (KHG) sowie den nach diesen Vorschriften getroffenen Regelungen abgewichen werden, wenn sie von Nutzen für die Realisierung der integrierten Versorgung sind.

Gemäß Satz 2 des § 140b Abs. 4 gilt der Grundsatz der Beitragssatzstabilität nach § 71 Abs.1 für Verträge, die bis zum 31.12.2006 abgeschlossen werden nicht. Insofern können den Leitungserbringern theoretisch erhöhte Kosten, die mit dem Einstieg in die Integrationsversorgung verbunden sind, wie z.B. Kosten zur Bereitstellung der notwendigen Infrastruktur oder Kosten für die erforderliche Erarbeitung und Organisation von Behandlungspfaden [9], von der vertragsschließenden Krankenkasse mittelfristig refinanziert werden.

Nach der derzeitigen Gesetzeslage (§ 140b Abs. 4 Satz 3) kann im Rahmen der integrierten Versorgung die Anbindung der beteiligten Leistungserbringer an ihren Zulassungs- und Ermächtigungsstatus vertraglich aufgehoben werden. Infolgedessen können die Vertragspartner in ihrer Vereinbarung festlegen, dass ein beteiligter Leistungserbringer auch solche Behandlungsleistungen erbringen darf, die von seinem Zulassung-/Ermächtigungsstatus nicht gedeckt sind [10]. Das bedeutet nicht, dass sich die Beteiligten hierdurch einen ihnen nicht zustehenden Zulassungsstatus „vertraglich" aneignen können, sondern ist nur in dem Rahmen möglich indem ein anderer Partner des Leistungsverbundes über diesen Zulassungsstatus verfügt. Bei Vertragsabschluss ist der Leistungsumfang daher von dem Zulassungsstatus abgesteckt, den die Vertragspartner der Krankenkassen in die Integrierte Versorgung „einbringen" [11].

Gemäß § 140b Abs. 5 SGB V ist der Beitritt Dritter zu bereits bestehenden Verträgen nur mit Zustimmung aller Vertragspartner möglich. Hiermit soll vermieden werden, dass das vertraglich abgesprochene Austauschverhältnis von Leistung und Gegenleistung (Vergütung) durch den Beitritt Dritter aus dem Gleichgewicht gebracht wird [12].

> **§ 140c**
>
> Vergütung
>
> (1) *Die Verträge* zur integrierten Versorgung *legen die Vergütung fest*. Aus der Vergütung für die integrierten Versorgungsformen sind sämtliche Leistungen, die von teilnehmenden Versicherten im Rahmen des vertraglichen Versorgungsauftrags in Anspruch genommen werden, zu vergüten. Dies gilt auch für die Inanspruchnahme von Leistungen von nicht an der integrierten Versorgung teilnehmenden Leistungserbringern, soweit die Versicherten von an der integrierten Versorgung teilnehmenden Leistungserbringern an die nicht teilnehmenden Leistungserbringer überwiesen wurden oder aus sonstigen, in dem Vertrag zur integrierten Versorgung geregelten Gründen berechtigt waren, nicht teilnehmende Leistungserbringer in Anspruch zu nehmen.
>
> (2) Die *Verträge* zur integrierten Versorgung *können die Übernahme der Budgetverantwortung insgesamt oder für definierbare Teilbereiche (kombiniertes Budget) vorsehen*. Die Zahl der teilnehmenden Versicherten und deren Risikostruktur sind zu berücksichtigen. Ergänzende Morbiditätskriterien sollen in den Vereinbarungen berücksichtigt werden.

Der Umfang des Versorgungsangebotes muss in den geschlossenen Verträgen genau beschrieben werden. Der § 140c Abs.1 SGB V regelt, dass die Vergütung für das Leistungsangebot – welche frei vereinbart werden kann – durch Verträge nach § 140b SGB V festzulegen ist. Die Vergütung umfasst alle Leistungen die vom Patienten im Rahmen der integrierten Versorgung in Anspruch genommen werden. Hierbei kann eine auf die einzelne Leistung bezogene Vergütung (Komplexpauschale/Einzelleistungsvergütung) oder eine pauschalierte Vergütung (Kopfpauschale) festgelegt werden, da die Vertragspartner nicht an eine bestimmte Vergütungssystematik gebunden sind. Die Steuerung der Abrechnung kann entweder dezentral für die eigenen definierten Leistungen erfolgen oder zentral durch eine Lenkungsgruppe. Prinzipiell sollte bei jeglicher Form von pauschalierter Abrechnung über eine Abbildung der Morbiditätsstrukturen nachgedacht werden.

Auch Leistungen, von nicht an der integrierten Versorgung teilnehmenden Leistungserbringern sind aus der vereinbarten Vergütung zu begleichen, wenn die Versicherten berechtigt waren nicht teilnehmende Leistungserbringer in Anspruch zu nehmen. Hierbei ist es wesentlich, auf eine genaue und saubere Definition der Systemgrenzen (Leistungsbeschreibung) des Integrationsangebotes zu achten, um das Risiko nicht einkalkulierter Zusatzleistungen für die Partner des Leistungsverbundes gering zu halten.

§ 140c Abs. 2 SGB V eröffnet einem am Programm beteiligten Leistungserbringer die Möglichkeit die Verantwortung für das gesamte oder für klar definierte Teilbereiche zu übernehmen. Dabei ist die Zahl der teilnehmenden Versicherten und deren Morbiditätsstruktur zu berücksichtigen.

Exkurs: Morbiditätseinstufung (Disease Staging)

Bisher gibt es im ambulanten medizinischen Sektor kein System der Morbiditätseinstufung, lediglich das neue Fallpauschalensystem auf der Basis so genannter German Diagnosis Related Groups (G-DRG) kennt diese Möglichkeit für den stationären Bereich. Dieses System beruht auf dem amerikanischen Patientenklassifikationssystem auch Disease Staging genannt. Das Disease Staging wurde in den 60er Jahren des letzten Jahrhunderts entwickelt und fortan auf der Grundlage von 300 Millionen Patientendatensätzen weiterentwickelt. Ursprünglich wurde dieses System in der ambulanten alternativen Gesundheitsfürsorge eingesetzt, um einen Vergleich zwischen Schweregrad der Erkrankung und Zeitpunkt der Krankenhauseinweisung ziehen zu können. Die Schweregradklassifikation wird durch Disease-Staging-Kriterien vorgenommen, die im Auftrag des National Centre for Health Services Research (NCHSR) in den USA entwickelt wurde. Zum jetzigen Zeitpunkt sind für ca. 600 Krankheitsbilder Kriterien definiert worden. Nach der Zuordnung zu einem Krankheitsbild mittels Disease-Staging-Kriterien, wie z.B. Diagnose (ICD 10), Prozeduren (OPS und Teilprozessbezeichnungen), Alter und Geschlecht, wird eine Zuordnung zu einer Diagnosekategorie (DxCats) vorgenommen, die mit einem Schweregrad versehen ist.

Grundsätzlich lassen sich fünf Diagnosekategorien unterscheiden:

Kategorie 0   Normale Entbindung ohne Komplikationen
              Krebserkrankung ohne derzeitige Pathophysiologie
Kategorie 1   Erkrankung ohne Komplikationen
Kategorie 2   Erkrankung mit lokalen Komplikationen
Kategorie 3   Erkrankung mit multiplen oder systemischen Komplikationen
Kategorie 4   Tod

Ausgangslage für die richtige Zuordnung zu einer Diagnosekategorie und zur Ermittlung des Schweregrades ist die Eingabe eines vollständigen Datensatzes, der sich wie folgt aufbauen sollte:

- Alter des Patienten,
- Geschlecht,
- Hauptdiagnose,
- Nebendiagnose,
- Prozedur.

Aus der Schweregradeinteilung lässt sich dann bereits eine grobe Ressourcennutzung des Patienten ableiten. Um an dieser Stelle jedoch eine genauere Aussage treffen zu können, ist eine Kostenträgerrechnung erforderlich [13].

§ 140d

Anschubfinanzierung, Bereinigung

(1) *Zur Förderung* der integrierten Versorgung *hat jede Krankenkasse in den Jahren 2004 bis 2006 jeweils Mittel bis zu 1 vom Hundert von der nach § 85 Abs. 2 an die Kassenärztliche Vereinigung zu entrichtenden Gesamtvergütung sowie von den Rechnungen der einzelnen Krankenhäuser für voll- und teilstationäre Versorgung einzubehalten,* soweit die einbehaltenen Mittel zur Umsetzung von nach § 140b geschlossenen Verträgen erforderlich sind. Satz 1 gilt nicht für die vertragszahnärztlichen Gesamtvergütungen. Die nach Satz 1 *einbehaltenen Mittel sind ausschließlich zur Finanzierung der nach § 140c Abs. 1 Satz 1 vereinbarten Vergütungen zu verwenden. Sie sollen in dem Bezirk der Kassenärztlichen Vereinigung, an die die nach Satz 1 verringerten Gesamtvergütungen gezahlt wurden, verwendet werden. Werden die einbehaltenen Mittel nicht innerhalb von drei Jahren für die Zwecke nach Satz 1 verwendet, sind die* nicht verwendeten *Mittel an die Kassenärztliche Vereinigung sowie an* die einzelnen *Krankenhäuser entsprechend ihrem Anteil* an den jeweils einbehaltenen Beträgen *auszuzahlen.*

(2) Die Vertragspartner der Gesamtverträge nach § 83 Abs. 1 haben für den Fall, dass die zur Förderung der integrierten Versorgung aufgewendeten Mittel die nach Absatz 1 einbehaltenen Mittel übersteigen, die Gesamtvergütungen nach § 85 Abs. 2 in den Jahren 2004 bis einschließlich 2006 entsprechend der Zahl und der Risikostruktur der an der integrierten Versorgung teilnehmenden Versicherten sowie dem im Vertrag nach § 140a vereinbarten Versorgungsauftrag zu bereinigen; ergänzende Morbiditätskriterien sollen berücksichtigt werden. Der Behandlungsbedarf nach § 85a Abs. 2 Satz 1 Nr. 1 ist entsprechend der Zahl und der Morbiditätsstruktur der an der integrierten Versorgung teilnehmenden Versicherten sowie dem im Vertrag nach § 140a vereinbarten Versorgungsbedarf zu bereinigen. Kommt eine Einigung über die Verringerung der Gesamtvergütungen nach Satz 1 oder des Behandlungsbedarfs nach Satz 2 nicht zu Stande, können auch die Krankenkassen oder ihre Verbände, die Vertragspartner der Verträge nach § 140a sind, das Schiedsamt nach § 89 anrufen.

(3) Die Vertragspartner der Vereinbarungen nach § 84 Abs. 1 haben die Ausgabenvolumen rechnerisch zu bereinigen, soweit die Integrierte Versorgung die Versorgung mit Arznei- und Heilmitteln einschließt. Die Ausgabenvolumen sind entsprechend der Zahl und der Risikostruktur der an der integrierten Versorgung teilnehmenden Versicherten zu verringern. Ergänzende Morbiditätskriterien sollen berücksichtigt werden.

(4) Mit der nach § 140c Abs. 1 Satz 1 mit Krankenhäusern zu vereinbarenden Vergütung werden die Leistungen finanziert, die über die im Gesamtbetrag nach den §§ 3 und 4 des Krankenhausentgeltgesetzes oder dem § 6 der Bundespflegesatzverordnung enthaltenen Leistungen hinaus vereinbart werden.

Durch die Neuregelung im GMG ist eine Anschubfinanzierung gesetzlich eingeführt worden. Zur Finanzierung dieser Anschubfinanzierung werden jedoch keine zusätzlichen Gelder zur Verfügung gestellt, sondern es werden lediglich vorhandene Mittel umverteilt, indem den Krankenkassen in den Jahren 2004 bis 2006 eine bis zu 1%ige Einbehaltungsmöglichkeit von der an die Kassenärztlichen Vereinigungen zu zahlenden Gesamtvergütung sowie den Krankenhausrechnungen für alle voll- und teilstationär erbrachten Behandlungsleistungen ermöglicht wird (§ 140d Abs.1 Satz 1 SGB V). Für den Krankenhausbereich betrifft die Rechnungskürzung alle Fälle, die ab dem Abzugsdatum – wird im Rahmen des Einzelauskunftverfahrens den Auskunftsberechtigten übermittelt (siehe Punkt 1.1.3) – aufgenommen werden [14].

Obligate Voraussetzung für die Einbehaltung der Finanzmittel ist, dass diese zur Finanzierung geschlossener Integrationsverträge verwendet werden (§ 140d Abs.1 Satz 3 SGB V), d.h. hier wird vom Gesetzgeber eine ausdrückliche Zweckbindung der einbehaltenen Gelder vorgeschrieben. Der Rechnungsabzug für Krankenhausleistungen erfolgt auch, wenn für den Krankenhausbereich in einem KV-Bezirk keine Integrationsverträge vorliegen, sondern nur Vertragsärzte Vertragspartner eines integrierten Versorgungsprojektes sind.

Klargestellt wird in § 140d Abs.1 Satz 5 SGB V, dass einbehaltene Mittel die innerhalb von drei Jahren nicht für den vorgesehenen Zweck verwendet wurden, anteilig an die Kassenärztliche Vereinigung und die Krankenhausträger unverzinst zurückgezahlt werden müssen.

Die Regelung in Bezug auf die Bereinigung der Gesamtvergütungen in Absatz 2 kommt in den Jahren 2004 bis 2006 nur in dem Fall zur Anwendung, wenn die einbehaltenen Gelder der Anschubfinanzierung nicht kostendeckend sind. Hierbei muss berücksichtigt werden, dass die Budgets für Arznei- und Heilmittel grundsätzlich entsprechend den Kriterien des § 140d Abs. 3 SGB V zu bereinigen sind.

Eine Krankenhausbudgetbereinigung (für die Jahre 2004 bis 2006) ist nicht erforderlich wenn ein integrierter Versorgungsvertrag abgeschlossen wurde. Dies stellen die geänderten §§ 3 Abs. 3 Satz 2 Nr. 1e KHEntgG und 6 Abs. 1 Satz 2 Nr. 4 BPflV klar.

Absatz 4 regelt das Verhältnis der bislang im Krankenhausbudget (Gesamtbetrag) vergüteten Leistungen zu den nach § 140c SGB V vergüteten Leistungen. Erbrachte Leistungen im Sinne des § 140d Abs. 4 SGB V dürfen im Rahmen eines integrierten Versorgungsvertrages somit nur über die einzelvertragliche Vergütung finanziert werden wenn es sich hierbei

- um zusätzliche Leistungsmengen und im Vertrag fixierte zusätzliche Anforderungen im stationären Bereich oder
- um bisher nicht erbrachte ambulante Leistungen

handelt.

Das bedeutet, dass sie über den vereinbarten Gesamtbetrag nach §§ 3 und 4 KHEntgG bzw. § 6 BPflV hinaus vertraglich festgelegt werden müssen [15].

Fazit

Zusammengefasst lässt sich feststellen, dass sich durch die Neuregelungen im GMG wesentliche Änderungen gegenüber der alten Regelung ergeben haben. Hierzu zählen u.a.:

- Erweiterung der Begriffsbestimmungen (Leistungssektoren übergreifende und interdisziplinär-fachübergreifende Versorgung),
- Festlegung, dass Kassenärztliche Vereinigungen keinen Versorgungsauftrag nach § 140a SGB V mit den Krankenkassen abschließen können,
- Aufnahme von zugelassenen medizinischen Gesundheits-/Versorgungszentren als Leistungserbringer im § 95 SGB V Abs. 1, diese können als Vertragspartner mit Krankenkassen einen Versorgungsauftrag nach § 140a SGB V abschließen (Erweiterung des Kreises möglicher Vertragspartner),
- Festlegung, dass Krankenkassen mit Managementgesellschaften von medizinischen Gesundheits-/Versorgungszentren Verträge nach § 140a SGB V abschließen können,
- Aufnahme der Möglichkeit, dass Vertragsärzte und Vertragszahnärzte mit den Krankenkassen Einzelverträge nach § 140a SGB V abschließen können (Erweiterung des Kreises möglicher Vertragspartner),
- Aufhebung des Grundsatzes der Betragssatzstabilität nach § 71 Abs. 1 SGB V für Verträge, die bis Ende 2006 geschlossen werden,
- Finanzierung der integrierten Versorgung durch bis zu 1 % Pauschalabzug von der vertragsärztlichen Gesamtvergütung und allen Krankenhausbudgets in den Jahren 2004-2006 (Anschubfinanzierung),
- Aufhebung der bislang geltende Vorschriften der §§ 140d sowie 140e-h SGB V.

1.1.3 Einrichtung einer Registrierungsstelle bei der Bundesgeschäftsstelle Qualitätssicherung gGmbH (BQS)

Um die von den Krankenkassen vorgenommenen Rechnungskürzungen aufgrund des Abschlusses eines Vertrages nach §§ 140a ff. SGB V für die Auskunftsberechtigten (von einer Zahlungskürzung betroffene Kassenärztliche Vereinigungen und Krankenhäuser) transparent und nachweisbar zu machen, wurde eine gemeinsame Registrierungsstelle zur Unterstützung der Umsetzung des § 140d SGB V bei der BQS ins Leben gerufen. Hierüber haben die Deutsche Krankenhausgesellschaft (DKG), die Kassenärztliche Bundesvereinigung (KBV) und die Spitzenverbände der Krankenkassen im Dezember 2003 eine entsprechende Vereinbarung getroffen.

Diese Registrierungsstelle nimmt die Meldungen gemäß § 3 der Vereinbarung von den Krankenkassen entgegen aus denen sich eine Rechnungskürzung nach § 140d SGB V ergibt und erteilt auf schriftliche Anfrage der Auskunftsberechtigten eine Einzelauskunft oder eine stichtagsbezogene Sammelauskunft zu vorliegenden Verträgen.

Weitere Informationen zum Verfahren sowie die o.g. Vereinbarung stehen auf der BQS-Homepage unter: www.bqs-register140d.de zur Verfügung.

1.2 Das Medizinische Versorgungszentrum (MVZ) als Partner in der Integrierten Versorgung

Dass medizinische Versorgungszentren als mögliche Vertragspartner an Integrationsverträgen beteiligt werden können ist in § 140b Abs. 1 SGB V festgelegt und beruht auf den Änderungen des GMG und der darauf folgenden Änderung der Musterberufsordnung Ärzte (MBO-Ä) auf dem 107. Deutschen Ärztetag in Bremen. Hierdurch wird sowohl Krankenhäusern als auch Vertragsärzten das Medizinische Versorgungszentrum als neue Unternehmensform eröffnet.

Rechtliche Kriterien zur Gründung eines MVZ

Medizinische Versorgungszentren sind nach § 95 Abs. 1 SGB V zugelassene fachübergreifende, ärztlich geleitete Einrichtungen in denen Ärzte mit Arztregistereintrag, als Angestellte oder freiberufliche Ärzte tätig sind. Die Definition fachübergreifend bedeutet, dass mindestens zwei Ärzte unterschiedlicher Facharztrichtung entsprechend der Weiterbildungsordnungen in einem MVZ vertreten sein müssen.

Gründungsberechtigte

Zur Gründung berechtigt sind alle Leistungserbringer, die aufgrund von Zulassung (z.B. Krankenhäuser oder Vertragsärzte), Ermächtigung oder Vertrag (häusliche Pflegedienste) an der Medizinischen Versorgung von GKV-Versicherten teilnehmen (§ 95 Abs. 1 SGB V).

Voraussetzungen für die Behandlung von GKV-Versicherten

Die Zulassung erfolgt auf Antrag des Medizinischen Versorgungszentrums durch den Zulassungsausschuss der Kassenärztlichen Vereinigungen.

Antragsberichtigter ist somit das Medizinische Versorgungszentrum. Der Antrag auf Zulassung des MVZ, als auch die Anträge zur Anstellung von Ärzten innerhalb des MVZ müssen bei den Zulassungsausschüssen der Kassen(zahn)ärztlichen Vereinigungen gestellt werden. Die Zulassungsausschüsse erteilen entsprechend den nachfolgend aufgeführten Kriterien eine Zulassung.

Kriterien zur Zulassung

- Approbation als Arzt,
- Abschluss einer allgemeinmedizinischen Weiterbildung oder einer Weiterbildung in einem anderen Fachgebiet,
- Eintragung im Arzt-/Zahnarztregister,
- Konkrete Angabe des Niederlassungsortes in Form einer realen Praxisanschrift,
- Erklärung zur wirtschaftlichen Übernahme der Praxis in Höhe des Verkehrswertes,
- Überprüfung der Bedarfsplanung.

Kriterien die gegen eine Zulassung sprechen

- Bestehendes Beschäftigungsverhältnis mit einem Arbeitgeber, welches ein Führen der Praxis zu den erforderlichen Sprechstundenzeiten verhindert. (§ 20 Abs. 1 ZV-Ä),
- Persönliche Krisen in Form von Trunksucht und Rauschgiftsucht in den letzten 5 Jahren,
- Schwere charakterliche Mängel (strafrechtliche Delikte) in den letzten 5 Jahren,
- Überschreiten der Altersgrenze von 58 Jahren.

Sind in einem MVZ sowohl Vertragsärzte als auch Vertragszahnärzte firmiert, so entscheiden über die Zulassung sowohl die Kassenärztliche als auch die Kassenzahnärztliche Vereinigung. Da es für diesen Fall noch keine genaue Regelung innerhalb der Kassenärztlichen Vereinigungen gibt, ist sich an dieser Stelle auf das Zulassungsverfahren bei Doppelapprobation, z.B. im Fall von Mund-Gesichts-Kieferchirurgien, zu berufen.

So wie bei einem vertragsärztlichen Nachbesetzungsverfahren ein konkreter Praxisstandort ein relevantes Zulassungskriterium ist, so gilt dies auch für das Medizinische Versorgungszentrum. Bereits bei Antragsstellung ist der Standort des zukünftigen MVZ zu benennen. Ärzte, die innerhalb des Medizinischen Versorgungszentrums an einem Praxissitz firmieren, erhalten gegenüber der Kassenärztlichen und Kassenzahnärztlichen Vereinigung nur eine Abrechnungsnummer. Diese Regelung gilt auch, wenn mehrere Ärzte vorher mit eigener KV-Zulassungsnummer gegenüber der KV abgerechnet haben.

Sonderregelungen

Ärzte, die nicht am Praxissitz Leistungen für das Medizinische Versorgungszentrum erbringen, sind als kooperierende Leistungserbringer zu bewerten und nicht als Mitglied.

Ein Vertragsarzt kann nicht gleichzeitig innerhalb eines MVZ und seiner Einzelpraxis Leistungen erbringen.

Ausscheiden von Ärzten

Kündigen angestellte Ärzte des Medizinischen Versorgungszentrums ihre Stellung, so können Ärzte, die in der Gründungsphase am MVZ beteiligt waren, nach fünf Jahren ihren Kassenarztsitz als Vertragsarzt mitnehmen ohne der Bedarfsplanung zu unterliegen. Diese Regelung gilt jedoch nur für die Gründungsmitglieder. Nachbesetzte Stellen besitzen dieses Privileg nicht.

Rechtsform und Sitz

Das Medizinische Versorgungszentrum kann sich aller gesetzlich zulässigen Organisationsformen (z.B. GmbH oder BGB-Gesellschaft) bedienen (§ 95 Abs. 1 SGB V). Die Zulassung erfolgt für den Ort der Betriebsstätte. Der Sitz einer Managementgesellschaft, z.B. GmbH, ist hiervon unabhängig.

Vergütung

Die Leistungen des MVZ werden aus der vertragsärztlichen Gesamtvergütung entlohnt.

Strukturelle Vorteile

Vertragsärzte haben mit der Novellierung der MBO-Ä 2004 ab sofort die Möglichkeit eine Kapitalgesellschaft, z.B. in Form einer GmbH, zu gründen. Dies bringt den Vorteil mit sich, dass die Haftung auf die Kapitaleinlagen (mindestens 12.500 Euro Bareinlage; Stammkapital 25.000 Euro) durch den Gesellschaftervertrag begrenzt ist. Ausgenommen hiervon sind Personenschäden, die im Rahmen der medizinischen Behandlung durch den Arzt erfolgt sind. Darüber hinaus besteht die Möglichkeit an bis zu drei weiteren Standorten, Nebenstellen des MVZ zu eröffnen. Das bringt den Vorteil mit sich, dass durch den Betrieb von Nebenstellen die haus- und fachärztliche Versorgung in strukturschwachen Bundesländern bspw. im Osten aufrechterhalten werden kann.

Krankenhäusern bietet sich die Chance, den Ambulanzbereich durch die Gründung eines MVZ auszugliedern. Organisatorisch können hier unterschiedliche Varianten gewählt werden.

Variante 1

In der ersten Variante hat das Krankenhaus die Möglichkeit eine Managementgesellschaft zu gründen. Um eine vertragsärztliche Zulassung zu erlangen, müssen zwei Vertragsärzte als Gesellschafter ihren Vertragsarztsitz in das MVZ einbringen. Hierbei ist es unerheblich, ob es sich um eine Zulassung oder eine Ermächtigung handelt.

Darüber hinaus hat das Krankenhaus die Möglichkeit innerhalb des MVZ weitere Ärzte im Anstellungsverhältnis zu beschäftigen. Dabei ist zu beachten, dass diese Ärzte auch der Bedarfsplanung und der Zulassung der Kassenärztlichen Vereinigung unterliegen.

Variante 2

In der zweiten Variante übertragen niedergelassene Ärzte ihren Vertragsarztsitz an das MVZ und gehen ein Anstellungsverhältnis (keine Gesellschafter) ein. Diese Variante ist besonders interessant für ältere Vertragsärzte die keinen adäquaten Praxisnachfolger finden können, was derzeit häufig in den neuen Bundesländern der Fall ist. Das MVZ übernimmt hier die Aufgabe, einen geeigneten Nachfolger zu finden und entlastet die Kassenärztliche Vereinigung in diesem Fall von einer oft schwierigen Aufgabe.

Neben den strukturellen Vorteilen bietet das MVZ den Patienten eine Medizin der kurzen Wege. Innerhalb des MVZ können Versorgungsstrukturen wie z.B. das Labor, die Radiologie oder Sonographie gemeinschaftlich genutzt werden.

Darüber hinaus besteht die Möglichkeit eine zentrale Administration im Sinne einer zentralen Rezeption zur Koordination des Behandlungsablaufes aufzubauen.

Wesentlich ist hierbei, dass das MVZ ärztlich geleitet ist.

Wirtschaftliche Vorteile

Durch den Abbau von Doppelstrukturen und dem Aufbau von gemeinschaftlichen (Angebots-)Strukturen können die Kosten in den einzelnen Praxisbereichen deutlich gesenkt werden. Darüber hinaus bestehen erhebliche Synergiepotentiale mit den Strukturen des Krankenhauses. Interessante Dienste sind z.B. der Einkauf, die Finanzbuchhaltung, das Personalwesen aber auch der Bereich der Desinfektion und Hygiene.

Fazit

Der Aufbau eines MVZ ist eine komplexe Aufgabenstellung bei der unterschiedliche Professionen (Steuerberater, Rechtsanwalt, Organisationsberater, EDV-Berater) einbezogen werden müssen. Als möglicher Vertragspartner im Rahmen eines integrierten Versorgungsauftrages ermöglicht die Einbindung eines MVZ eine verschiedene Leistungssektoren übergreifende Versorgungsvariante für die Versicherten, welche die vorgenannten Vorteile sinnvoll zusammenführen kann und entsprechenden Nutzen sowohl auf der Leistungsanbieterseite als auch auf der Leistungsempfängerseite generiert.

Punktuell lässt sich der Nutzen eines MVZ wie folgt zusammenfassen:

- Zusätzliche Möglichkeit der weiteren Positionierung am ambulanten Markt,
- Abdeckung von Unterversorgung, z.B. in ländlichen Gebieten,
- Flankierung des Kerngeschäfts,
- Kostenreduzierung aufgrund besserer Ressourcenauslastung,
- Aufbau integrierter Versorgungsstrukturen (vertikale Vernetzung),
- Strategische Verbindung im Rahmen des Leistungswettbewerbs und gegenüber Konkurrenten [16].

1.3 Disease-Management-Programme oder strukturierte Behandlungsprogramme

Durch das 2001 erschienene Gutachten des Sachverständigenrates im Gesundheitswesen zum Thema Über-, Unter- und Fehlversorgung im Deutschen Gesundheitswesen wurde eine umfassende Übersicht zur Ausgangslage der medizinischen Versorgung chronisch Kranker in Deutschland vermittelt.

Mit diesem Gutachten wird der Versorgung chronisch Kranker ein verbesserungswürdiges Zeugnis attestiert. Hier heißt es z.B.:

„... dass die derzeitige Versorgungssituation chronisch Kranker in vielen Fällen deutlich von den genannten Anforderungen abweicht. Hierbei ergeben sich für unterschiedliche chronische Krankheiten konvergente, krankheitsartenübergreifende Muster von Über-, Unter- und Fehlversorgung. Diese lassen sich bei näherer Betrachtung auf eine begrenzte Zahl von überholten ‚Paradigmen' und Versorgungsgewohnheiten zurückführen, die einer flächendeckenden adäquaten und qualitätsgleichen Versorgung chronisch Kranker im Wege stehen" [17].

Der Gesetzgeber hat hierauf mit dem „Gesetz zur Reform des Risikostrukturausgleichs in der gesetzlichen Krankenversicherung", das am 01.01.2002 in Kraft getreten ist, reagiert und die erforderlichen gesetzlichen Neuregelungen zur Einführung von Disease-Management-Programmen (DMP) geschaffen. Die beiden Themen Risiko-Struktur-Ausgleich (RSA) und DMP wurden hierbei vom Gesetzgeber gekoppelt [18].

Mit den §§ 137f und 137g SGB V konkretisieren die Disease-Management-Programme das Ziel des Gesetzgebers, im Zusammenhang mit der Reform des Risikostrukturausgleichs zugleich die Versorgung von chronisch Kranken zu verbessern. Sie bewirken eine grundlegende versorgungsorientierte Weiterentwicklung des Risikostrukturausgleichs. Daneben stellen sie einen wichtigen Schritt auf die für das Jahr 2007 angestrebte Umstellung auf einen morbiditätsorientierten RSA zur Neuordnung der Finanzströme innerhalb der GKV dar [19].

Derzeit werden in Deutschland strukturierte Behandlungsprogramme bei chronischen Erkrankungen gemäß § 137f SGB V flächendeckend eingeführt. Neben den bereits umgesetzten DMP wie „Brustkrebs", „Diabetes mellitus Typ 1 und 2" oder „Koronare Herzkrankheit (KHK)" sind nun auch Programme für „Asthma" und „chronisch obstruktive Lungenerkrankungen (COPD)" möglich. Die Rechtsverordnung in der die Anforderungen an strukturierte Behandlungsprogramme für Patienten mit Teil I „Asthma" und Teil II „chronisch obstruktiven Lungenerkrankungen (COPD)" festgelegt werden, ist am 01. Januar 2005 in Kraft getreten (elfte Verordnung zur Änderung der Risikostruktur-Ausgleichsverordnung – RSAÄndV).

Das bedeutet, dass es nunmehr zu allen Krankheiten, die das BMGS im Jahr 2002 zur Entwicklung von Disease-Management-Programmen fixiert hat, umfangreiche Vorgaben des Gemeinsamen Bundesausschusses gibt.

Definition

Das Bundesversicherungsamt (BVA), als zuständige Behörde für die Zulassung (Akkreditierung) der Disease-Management-Programme definiert ein DMP wie folgt:

„Das Disease-Management-Programm (DMP) ist ein Organisationsansatz von medizinischer Versorgung, bei dem die Behandlungs- und Betreuungsprozesse von Patienten über den gesamten Verlauf einer (chronischen) Krankheit und über die Grenzen der einzelnen Leistungserbringer hinweg koordiniert und auf der Grundlage medizinischer Evidenz optimiert werden. Ziel ist dabei, die Behandlung der Erkrankung zu verbessern und die durch die Krankheit bedingten Beeinträchtigungen und Folgeerkrankungen zu reduzieren" [20].

Primäre Zielsetzung

Mit den DMP wird also eine bessere und koordiniertere Versorgung von chronisch Erkrankten, verbunden mit einer Reduzierung von krankheitsbedingten Begleit- und Sekundärerkrankungen und weiteren Beeinträchtigungen angestrebt. Darüber hinaus soll die Lebensqualität erhalten oder wenn möglich sogar verbessert werden.

Wesentliche Merkmale der strukturierten Behandlungsprogramme sind:
- die Sektoren übergreifende Behandlung, also die Vernetzung der ambulanten und stationären Versorgung sowie der Heil- und Hilfsmittelversorgung als auch der Arzneimittelversorgung,
- Betreuungs- und Behandlungsprozesse basierend auf medizinischer Evidenz mit begleitender wissenschaftlicher Überprüfung,
- wissenschaftlich begründete Leitlinien, die als Orientierungshilfen für Diagnostik, Therapie und Nachsorge für behandelnde Ärzte dienen [21].

Übergreifende Zielsetzungen

Folgende zusätzlich übergreifenden Ziele werden mit der Einführung und Umsetzung der DMP verfolgt:

- Effektiver Ressourceneinsatz im deutschen Gesundheitswesen,
- Verbesserung des Kosten-Nutzen-Verhältnisses bei der medizinischen Versorgung von chronisch Erkrankten,
- Abbau von Über-, Unter- und Fehlversorgung,
- wirtschaftliche Entlastung der Krankenkassen, die einen hohen Anteil an Versicherten mit chronischen Erkrankungen haben durch
  - die Kombination mit dem RSA,
  - in der Summe und Länge verkürzte stationäre Aufenthalte der Patienten,
- Verringerung/Vermeidung von Begleiterkrankungen und Komplikationen aufgrund evidenzbasierter Therapien,
- Qualitätssicherung der Versorgung,
- Reduktion langfristiger Kosten [22].

Umsetzung

Die Krankenkassen oder Verbände der Krankenkassen können auf der Basis entsprechender Verträge mit den Leistungserbringern über die im Programm vorgesehene Behandlung die Zulassung für eigene Behandlungsprogramme beim BVA beantragen. Die Zulassung ist zu erteilen, wenn die Programme und die hierfür geschlossenen Verträge zur Durchführung die in der Rechtsverordnung nach § 266 Abs. 7 SGB V genannten Anforderungen erfüllen.

Bei der Antragstellung müssen mindestens folgende Angaben und Nachweise geführt werden:

- Bezeichnung des Antragstellers,
- Bestimmung der Krankheit, für die das Behandlungsprogramm gelten soll,
- Bestimmung des räumlichen Geltungsbereichs des Behandlungsprogramms,
- Darstellung der konzeptionellen Inhalte des Programms (Behandlungsprogrammbeschreibung einschließlich der darin bezeichneten Anlagen),
- Benennung der Stellen, die das Behandlungsprogramm ausführen (Antragsteller, Leistungserbringer, Dritte),
- Nachweis der Verträge mit Leistungserbringern und Dritten einschl. der darin angeführten Anlagen [23].

Die Teilnahme der Versicherten ist freiwillig und erfolgt nach schriftlicher Einwilligung des Versicherten und ausführlicher Information derselben durch die Krankenkasse (§ 137f Abs. 3 SGB V).

Fazit

Zusammengefasst lässt sich feststellen, dass Disease-Management-Programme zurzeit noch unabhängig von der Integrierten Versorgung zu sehen sind, obschon sie im Sinne einer integrierten Versorgungsstruktur ausgestaltet werden. DMP sind ganz klar an den RSA gebunden, um eine finanzielle Benachteiligung von Krankenkassen durch die Durchführung von strukturierten Behandlungsprogrammen zu verhindern. Sie richten sich speziell an chronische Erkrankungen, für die auf Empfehlung des Gemeinsamen Bundesausschusses an das Bundesministerium für Gesundheit und soziale Sicherung (BMGS) Programme entwickelt werden sollen. Das BMGS erlässt hierzu die notwendige Rechtsverordnung.

Perspektive

Es ist anzunehmen, dass die großen Krankenkassen vor dem gesundheitsökonomischen Hintergrund die Versorgung chronisch Kranker auch als Hauptzielgruppe für Vertragsabschlüsse nach § 140a SGB V definieren werden.

2 Integrierte Klinische Behandlungspfade (IKB) als elementare Grundlage der Integrierten Versorgung

Das primäre Ziel dieses Kapitels ist, den Nutzen Klinischer Behandlungspfade als Instrument des Prozessmanagements im Kontext integrierter Versorgungsprojekte aufzuzeigen. Denn der Wettbewerb am Markt wird nicht nur durch den Produktpreis bestimmt, sondern auch die Aspekte Zeit und Qualität verbunden mit Kundenzufriedenheit regeln den Absatz am Markt. Um sich diesen Herausforderungen zu stellen, wird auch in Einrichtungen der Patientenversorgung ein Prozessmanagement sowie eine darauf bezogene Kostenrechnung erforderlich. Eine Definition des Prozessbegriffs ergibt sich wie folgt:

„Ein Prozess ist eine Struktur, deren Elemente Aufgaben sind, die durch logische Folgebeziehungen verknüpft sind. Sie hat einen definierten Input und Output und dient dazu, einen Wert für Kunden zu schaffen".

Diese Prozessdefinition ist allgemeingültig. Das bedeutet, dass sich mit ihr alle Arten von Prozessen erfassen lassen, unabhängig davon, ob sie z.B. im privaten Bereich oder im Unternehmen stattfinden [24].

Ein Instrument der Unternehmensführung ist das Prozessmanagement, das auf prozessorientiertem Denken und Handeln basiert.

Das Prozessmanagement kann mit einem Gebäude verglichen werden, das sich aus verschiedenen Stockwerken zusammensetzt. Das Dach des Gebäudes ist die Kundenzufriedenheit, denn nur zufriedene Kunden kommen wieder. Die tragenden Säulen des Gebäudes sind die Indikatoren Qualität, Zeit und Kosten. Die Qualität zeichnet sich durch eine möglichst fehlerfreie Produktion oder Dienstleistung aus. Der Aspekt Zeit spielt sowohl bei Produktionsunternehmen als auch Dienstleistungsunternehmen eine wesentliche Rolle. In der Produktion ist die Durchlaufzeit möglichst optimal zu gestalten, um Kosten zu sparen. Auch im medizinischen Sektor sind alle bemüht Durchlaufzeiten zu optimieren und Leerkosten zu reduzieren. Die Säule der Kosten setzt sich aus den Qualitäts-, Zeit- und Ressourcenkosten wie Personal-, Sachmittel- und Gebäudekosten zusammen.

Das Fundament des Gebäudes bildet schließlich die Prozessstrukturanalyse und die Prozessleistungsanalyse. Die Prozessstrukturanalyse hat die Aufgabe

Arbeitsabläufe auf der Grundlage einzelner Teilschritte zu erfassen, zu strukturieren und grafisch darzustellen. Die Aufgabe der Prozessleistungsanalyse ist die Bewertung der Teilprozesse mittels Kennzahlen im Rahmen des Controllings [25].

Im Sinne des Prozessmanagements ist es somit fundamental, Prozesse zu identifizieren, zu analysieren, zu planen und/oder neu zu gestalten. Des Weiteren sind Kennzahlen zu entwickeln, um Prozesse messbar zu machen und alle Prozesse auf die Kundenbedürfnisse und die Unternehmensziele auszurichten.

Beachten Sie, im Prozessmanagement gilt folgende grundlegende Aussage:

**Nur was messbar ist,
ist steuerbar –
nur was steuerbar ist,
ist beherrschbar
und kann verbessert werden [26].**

2.1 Integrierte Klinische Behandlungspfade als Instrument der medizinischen Prozessstrukturanalyse

Zu keiner Zeit ist die Patientenversorgung in Deutschland so intensiv und anhaltend aus der Sicht der Prozessorientierung beleuchtet und diskutiert worden wie heute.

Die Wichtigkeit dieser Betrachtungsweise wird im Hinblick auf die derzeitigen und künftigen Veränderungen im gesamten Gesundheitswesen und speziell auf dem Krankenhaussektor immer offensichtlicher, was sich auch in der steigenden Anzahl von Artikeln in der nationalen Fachpresse zu diesem Thema widerspiegelt.

Für den Krankenhausbereich bestimmt neben der gesetzlichen Verpflichtung zur Teilnahme an einrichtungsübergreifenden Maßnahmen der Qualitätssicherung sowie der Einführung und Weiterentwicklung eines internen Qualitätsmanagements gemäß § 135a SGB V – i.V.m. den Regelungen nach § 137 SGB V – hauptsächlich die Scharfschaltung des neuen Entgeltsystems auf der Basis der German Diagnosis Related Groups (G-DRGs) diese Entwicklung.

Hierdurch ist das bisher geltende Mischsystem, in Form tagesgleicher Pflegesätze sowie Fallpauschalen und Sonderentgelte, von einer Pauschalvergütung pro Behandlungsfall abgelöst worden (Ausnahmen bilden die Leistungen der

Einrichtungen der Psychosomatik und Psychotherapeutischen Medizin und der Psychiatrie).

Künftig bestimmt somit ein pauschalierendes fallorientiertes Entgelt, ermittelt auf der Grundlage der kodierten Daten einer Behandlungsleistung, den jeweiligen Krankenhausfallerlös.

Diese neuen Rahmenbedingungen bei der Finanzierung der allgemeinen Krankenhausleistungen, führen zu einer unausweichlichen Verweildauerverkürzung – wie dies in anderen DRG-Einsatzländern, z.B. Australien, zu beobachten ist [27] – sowie einer dadurch bedingten höheren Leistungsdichte während der stationären Versorgung.

Vor diesem Hintergrund ist eine zunehmend prozessorientierte Standardisierung der gesamten Behandlungskette unerlässlich, da die Kosten einer suboptimalen Organisation der Arbeitsabläufe gänzlich zu Lasten der einzelnen Krankenhäuser gehen.

Jedoch nicht nur unter dem Blickwinkel der Einführung des G-DRG-Fallpauschalensystems, sondern auch im Hinblick auf die Umsetzung einer Selbst- oder Fremdbewertung im Rahmen des Qualitätsmanagements ist eine verstärkte Fokussierung auf die einzelnen Prozesse bzw. Arbeitsabläufe notwendig. Die Bewertung der Prozesse ist ein wesentlicher Bestandteil/Schwerpunkt jedes Verfahrens, z.B. seien hier das EFQM-Modell oder das KTQ-Verfahren genannt.

Ein geeignetes Instrument zur Unterstützung einer prozessorientierten Ausrichtung und Optimierung der medizinischen Behandlungsabläufe ist in der Erstellung und Anwendung von *Klinischen Behandlungspfaden* zu sehen.

2.1.1 Definitionen

Bei der näheren Auseinandersetzung mit dem Thema Klinische Behandlungspfade, auch Patientenpfade, Clinical Pathways®, Klinische Pfade, Indikationspfade oder geplante Behandlungsabläufe genannt, ist festzustellen, dass in Deutschland bisher keine einheitliche Definition existiert.

Hindle definiert einen Klinischen Pfad wie folgt:

„Ein klinischer Behandlungspfad (Clinical Pathway®) ist ein Dokument, dass den üblichen Weg der Leistung multidisziplinärer Behandlung für einen speziellen Patienten-Typ beschreibt und die Kommentierung von Abweichungen

von der Norm zum Zwecke fortgesetzter Evaluation und Verbesserung erlaubt" [28].

Thiemann fasst den Leitgedanken von „Behandlungspfaden (Clinical Pathways®)" folgendermaßen zusammen:

„Das Ziel ist es, aus einer interdisziplinären Perspektive heraus die Patientenerwartung zu erkennen, Ereignisse, die verantwortlich für die Verweildauer sind, zu entdecken und Methoden zu entwickeln, die Qualität und Kosteneffizienz gleichermaßen in der Patientenbehandlung berücksichtigen" [29].

Roeder et al. fassen den Begriff „Klinischer Behandlungspfad" wie folgt zusammen:

„Ein klinischer Behandlungspfad ist der im Behandlungsteam selbst gefundene berufsgruppen- und institutionenübergreifende Konsens für die beste Durchführung der gesamten stationären Behandlung unter Wahrung festgelegter Behandlungsqualität sowie unter Berücksichtigung der notwendigen und verfügbaren Ressourcen, ebenso unter Festlegung der Aufgaben sowie der Durchführungs- und Ergebnisverantwortlichkeiten. Der klinische Behandlungspfad steuert den Behandlungsprozess; gleichzeitig ist er das behandlungsbegleitende Dokumentationsinstrument und erlaubt die Kommentierung von Normabweichungen zum Zwecke fortgesetzter Evaluation und Verbesserung" [30].

Hellmann empfiehlt als Definition des Begriffs „Klinischer Pfad":

„Ein Klinischer Pfad ist ein netzartiger, Berufsgruppen übergreifender Behandlungsablauf auf evidenzbasierter Grundlage (Leitlinien), der Patientenerwartungen, Qualität und Wirtschaftlichkeit gleichermaßen berücksichtigt. Die Begriffe Clinical Pathway, Geplanter Behandlungsablauf (GBA) und Patientenpfad können synonym verwendet werden, sofern diese die genannten Kriterien beinhalten. Der Begriff Patientenpfad kann allerdings missverstanden werden, wenn man berücksichtigt, dass der amerikanische Begriff „Patient Pathway" etwas völlig anderes meint: nämlich einen Leitfaden zur Orientierung des Patienten!" [31].

Wie die verschiedenen Definitionen zeigen, sind die Betrachtungsansätze nicht ausschließlich auf den stationären Bereich begrenzt.

Über die bislang fast ausschließliche Anwendung von Behandlungspfaden im stationären Bereich hinaus können und müssen Klinische Behandlungspfade im Rahmen integrierter Versorgungsprojekte bei der Patientenversorgung auch eine Sektoren übergreifende Behandlungsleistung beschreiben, welche das gesamte Spektrum der Leistungserbringung von prä-, über stationäre zu poststationärer Phase umfasst. Das bedeutet, dass alle medizinischen Dienstleister wie z.B. Vertragsärzte, Krankenhäuser, Rehabilitationseinrichtungen und ambulante Pflegedienste einzubeziehen sind.

Da es keinen allgemein gültigen Konsens zur Definition gibt, wird hier folgende Definition entwickelt:

Ein Integrierter Klinischer Behandlungspfad ist die Beschreibung einer kompletten, interdisziplinär und/oder sektorenübergreifend erbrachten Behandlungsleistung für einen definierten Patiententyp.

Der Behandlungspfad berücksichtigt Patientenanforderungen, den aktuellen Stand der medizinischen Erkenntnisse, die erforderliche Qualität der Leistungserbringung sowie Aspekte der Wirtschaftlichkeit.

Er steuert den Leistungserstellungsprozess und unterstützt die Erfassung relevanter Daten zur Erhebung von organisatorischen, medizinischen und ökonomischen Abweichungen mit dem Ziel der kontinuierlichen Verbesserung.

Die Merkmale Integrierter Klinischer Behandlungspfade sind nachfolgend zusammengefasst *(Abb. 2)*:

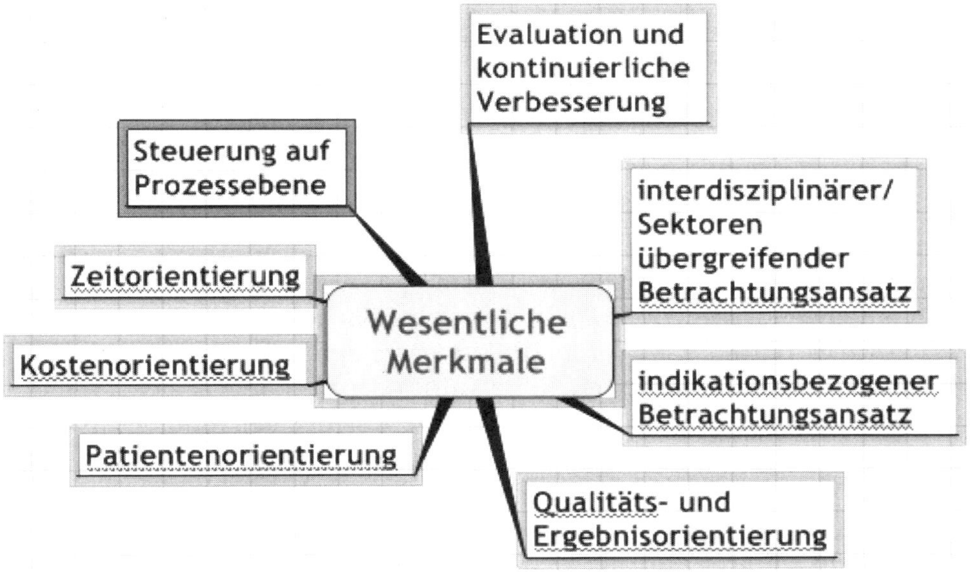

Abb. 2: Merkmale eines Integrierten Klinischen Behandlungspfads

2.1.2 Zielsetzungen Klinischer Behandlungspfade (KB) im Krankenhaus

In derzeit verfügbaren Fachpublikationen findet sich eine Vielzahl von Zielformulierungen, die mit der Erstellung und Anwendung von Klinischen Behandlungspfaden verfolgt werden.

Da Klinische Behandlungspfade bisher überwiegend bei der stationären Patientenversorgung eingesetzt werden, beziehen sich diese Zielformulierungen im Rahmen dieser Ausführungen hauptsächlich auf die Leistungserbringung im Krankenhausbereich. Vor dem Hintergrund der DRG-Einführung ist das insofern nicht verwunderlich, als damit ein unmittelbarer Handlungsdruck existiert.

Die DRG bedeutet eine wirtschaftliche Zielvorgabe mit der Notwendigkeit der Erreichung bestmöglicher Ergebnisqualität bei minimalem Ressourceneinsatz im Kontext kurzer Verweildauer. Das lässt sich nur auf der Grundlage von Prozessoptimierungen unter Einbeziehung von Klinischen Behandlungspfaden bewerkstelligen [32].

Gemeinsam ist allen der Fokus auf die Komponenten: Behandlungsqualität und Behandlungskosten.

Zusätzlich wird die Zunahme der Patientenzufriedenheit aufgrund einer schnittstellenreduzierten und dadurch fließenderen Zusammenarbeit zwischen den Leistungserbringern bei der Krankenversorgung als ein zusätzliches wichtiges Ziel angesehen.

Die nachfolgende Auflistung stellt eine Auswahl von Zielen dar, die mit dem Einsatz von Klinischen Behandlungspfaden erreicht werden können:

Zielsetzungen Klinischer Behandlungspfade

- patientenorientierte Prozessgestaltung,
- Rahmendefinition von krankheitsspezifischen Behandlungsabläufen,
- Leistungstransparenz aller am Prozess beteiligten Berufsgruppen,
- Steuerung der Leistungserstellung auf Prozessebene,
- organisatorische Optimierung und Steuerung der Behandlungsabläufe,
- Steuerung und Optimierung des Ressourceneinsatzes,
- Steuerung und Optimierung der Prozesskosten,
- Ergebnismessung und kontinuierliche Verbesserung,
- Möglichkeit des Controllings der medizinischen Ergebnisqualität,
- Orientierungsrahmen für die einzelnen Leistungserbringer,
- Informationsrahmen für den Patienten.

An dieser Stelle soll darauf hingewiesen werden, dass mit dem Einsatz von Klinischen Behandlungspfaden nicht das Ziel verfolgt wird „Checkheftmedizin" zu praktizieren, wovor Gegner Klinischer Behandlungspfade vielfach warnen.

Klinische Behandlungspfade stellen eine festgelegte Beschreibung dessen dar, was in einem Krankenhaus üblich ist. Die Therapiefreiheit des Arztes wird durch sie nicht eingeschränkt, da der Behandlungsweg nicht starr vorgegeben ist. Dort wo Abweichungen nötig sind, z.B. durch patientenindividuelle Erfordernisse, können und müssen diese durchgeführt werden. Allerdings bedürfen diese Abweichungen vom konsentrierten Korridor immer einer Dokumentation und Begründung der Ursache [33].

Pfad-Komponenten

Ein Behandlungspfad kann aus verschiedenen Pfadbestandteilen bestehen.

Die im Anschluss aufgelisteten Aspekte stellen eine Auswahl verschiedener Pfad-Komponenten dar.

- Theorie:
  - Literatur,
  - Evidenzbasierte Leitlinien.
- Prozess, Ablauf:
  - Ein- und Ausschlusskriterien,
  - Definierter Pfadanfang und definiertes Pfadende,
  - Ein- und Austrittspunkte,
  - Schnittstellen,
  - Verantwortlichkeiten.
- Dokumentation:
  - Kompletter Pfad,
  - Pfadübersicht,
  - Patienteninformation.
- Controlling:
  - Qualitäts(zwischen)ziele,
  - Messbare Qualitätsindikatoren,
  - Erlöse und Kosten [34].

Nachstehend werden einige wesentliche Punkte erläutert.

Einschlusskriterien dienen dazu, eine genaue Entscheidungsgrundlage für die Zuordnung eines Patienten zu einem Klinischen Behandlungspfad zu liefern.

Deshalb ist es wichtig, sie so zu formulieren, dass sie dem verantwortlichen Arzt die nötige Hilfestellung geben und keinen Raum für Interpretationen lassen.

Um eine größere Homogenität des Patientenkollektivs zu erreichen, welches dem erstellten Pfad zugeordnet werden soll und gleichzeitig dessen Komplexität zu reduzieren, werden Ausschlusskriterien definiert [35].

Pfadbeginn und Pfadende müssen klar definiert werden. Damit wird die gesamte Zeitspanne, für welche die Pfadbeschreibung gilt, festgelegt [36].

Die Dokumentation des Behandlungspfades kann unterschiedliche Darstellungsformen haben. Hierzu gibt es keine festgelegten Vorgaben. Ein Pfad kann z.B. im Volltext/Fließtext oder als Flussdiagramm abgebildet werden [37]. Ferner kann der Behandlungspfad weitere Dokumente umfassen wie z.B. Dokumentationsbögen, Checklisten oder Patienteninformationsblätter.

Stand der Umsetzung

Dem vom Deutschen Krankenhausinstituts (DKI) veröffentlichten Krankenhaus Barometer (November 2003) ist zu entnehmen, dass die Entwicklung von Behandlungspfaden zur verbesserten Patientensteuerung und Behandlung in 72,5 % der Krankenhäuser geplant ist.

Nur 9,9 % der befragten Häuser geben an Behandlungspfade schon entwickelt zu haben [38].

Die Motive für den zögerlichen Einsatz Klinischer Behandlungspfade sind nach Ansicht von Hellmann sehr unterschiedlich.

Im Folgenden werden einige von ihm genannte Aspekte aufgeführt.

Ein Grund ist darin zu sehen, dass das beherrschende Thema in den Krankenhäusern derzeit immer noch die Umstellung auf das DRG-basierte Entgeltsystem ist. Damit verbunden ist eine klare Fixierung auf die Erlössituation der einzelnen Klinik.

Darüber hinaus lässt sich nach seinen Ausführungen nur „eingeschränkt Weitblick für die Belange des Krankenhauses", u.a. bezüglich der Bedeutung Klinischer Pfade im Kontext mit Produktorientierung, erkennen. Mit einer definierten Behandlungsleistung legt das Krankenhaus einen Qualitätsrahmen fest. Dieser Qualitätsaspekt wird, in einem Einheitspreissystem wie das DRG-System eines darstellt, immer bedeutungsvoller, da sich im stärker werdenden Wettbewerb nur die Klinik am Markt gut positioniert, die hervorragende medizinische Leistungen (Produkte) nachweisen kann.

Als weitere Argumente nennt Hellmann zum einen die bestehende Vorstellung, dass ein bereits vorhandenes Qualitätsmanagementsystem eine erforderliche Voraussetzung für den Einsatz von Klinischen Pfaden sei. Dies ist jedoch nicht der Fall. Vielmehr unterstützen Klinische Pfade die Einführung eines berufsgruppenübergreifenden Qualitätsmanagements „Einführung von Qualitätsmanagement durch die Hintertür."

Zum anderen führt Hellmann an, dass die Einbeziehung von Klinischen Pfaden als Steuerungsinstrument im Krankenhaus bei vielen „Besitzstandwahrern" eher eine ablehnende Haltung hervorruft. Manche Chefärzte fühlen sich in ihrer ärztlichen Entscheidungsfreiheit beengt und bevormundet. Hier bedarf es einer neuen Denkweise, da es nur durch ein Miteinander aller Professionen zu mehr Qualität und Effizienz bei der Leistungserbringung kommt.

Ferner beschreibt Hellmann, dass ein weiterer Grund in der bestehenden Vorstellung, Pfade könnten nur DV-gestützt und mit einem komfortablen Krankenhausinformationssystem (KIS) erstellt werden, zu sehen ist. Anlass zu dieser Annahme geben gezielte Verkaufstrategien der DV-Anbieter. Doch die Erfordernisse der einzelnen Krankenhäuser sind verschieden und bedürfen individueller Lösungen [39].

2.1.3 Zielsetzungen Integrierter Klinischer Behandlungspfade (IKB)

Im Rahmen Sektoren übergreifender integrierter Versorgungsangebote weitet sich der Betrachtungswinkel aus. Dies hat zur Folge, dass es einerseits zu einem erweiterten Betrachtungszeitraum und andererseits zu einer erhöhten Prozesskomplexität aufgrund der Vielzahl der beteiligten Akteure und der verschiedenen Strukturen kommt [40].

Analog zu den bereits genannten Nutzenpotentialen im Krankenhausbereich ist die Bedeutung von Integrierten Klinischen Behandlungspfaden über die Sektorengrenzen hinaus zu sehen. Denn sowohl unter medizinischen, ökonomischen als auch qualitativen Gesichtspunkten ermöglicht nur eine übergreifende Definition und Festlegung eines Behandlungsplanes die erforderliche Unterstützung der unter Punkt 2.1.2 genannten Zielsetzungen.

Zusammengefasst bedeutet dies, dass Integrierte Klinische Behandlungspfade neben der Festlegung, Darstellung und Organisation der integrierten Patientenversorgung und der damit einhergehenden Definition eines Qualitätsstandards auch als Grundlage der wirtschaftlichen Kalkulation dienen. Darüber hinaus definiert der Integrierte Klinische Behandlungspfad das Leistungspaket, das für Vertragsverhandlungen mit Kostenträgern unerlässlich ist.

2.1.4 Erstellungsmöglichkeiten Integrierter Klinischer Behandlungspfade

Die Erarbeitung eines Integrierten Klinischen Behandlungspfads (IKB) erfordert ein systematisches, praktikables und ressourcenschonendes Vorgehen, nicht zuletzt aufgrund der nur begrenzt vorhandenen Finanzmittel der verschiedenen Leistungserbringer.

In der Standardliteratur gibt es bisher keine empirische Erhebung zur richtigen Vorgehensweise bei der Erstellung eines IKB. Somit ist es die individuelle Entscheidung des/der Leistungserbringer(s) nach welcher Methodik vorgegangen wird.

Da der Behandlungspfad den optimalen Behandlungsprozess für einen speziellen Patiententyp beschreiben soll, ist die Erhebung des aktuellen Ablaufgeschehens im Sinne von Sammlung wichtiger Informationen über den derzeitigen Ist-Zustand obligat. Nur auf der Basis eines bekannten Behandlungsprozesses lassen sich mögliche Optimierungspotentiale erkennen, ein Soll-Behandlungskonzept – mit festgelegten Ergebniszielen – definieren sowie ein Kennzahlensystem für Abweichungsanalysen im Sinne von Soll/Ist-Vergleichen zum Zwecke kontinuierlicher Evaluation und Verbesserung ableiten. Darüber hinaus kann eine genaue Kostenkalkulation nur anhand festgelegter Behandlungsschritte und dem hierzu erforderlichen Ressourceneinsatz erfolgen.

Die Informationen und Daten, die benötigt werden um einen Arbeitsablauf bzw. eine komplette interdisziplinär erbrachte Behandlungsleistung und die damit verbundene Kosten beschreiben zu können, müssen infolgedessen vollständig aufgenommen und zielorientiert weiterverarbeitet werden.

Allgemeine Techniken der Erhebung

Zur Informations- und Datenerhebung werden in der Literatur verschiedene Techniken beschrieben. Träger von Informationen sind in erster Linie Personen und Dokumente. Die Erhebungstechniken richten sich an diesen beiden Informationsträgern aus [41].

Übliche Techniken sind z.B.:

- Dokumentenanalyse,
- Interviewtechnik,
- Moderationstechnik (Gruppenarbeit/Teamarbeit),
- Fremdbeobachtung (Form der Beobachtungstechnik).

Die aufgeführten Erhebungstechniken lassen sich im Rahmen des Organisationsmanagements auf alle Organisationsformen im Sinne von unterschiedlichen Institutionen anwenden. Die jeweils vorliegende Problemstellung und die situationsgebundenen Gegebenheiten müssen bei der Wahl eines geeigneten Verfahrens Berücksichtigung finden [42].

Im Folgenden werden die angeführten Techniken als mögliche Basis für die Erstellung eines Integrierten Klinischen Behandlungspfads kurz beleuchtet.

Dokumentenanalyse

Die Patientendokumentation dient der Abbildung des gesamten Krankheitsverlaufs. Sie unterstützt die Wissensübermittlung und das Sammeln von wichtigen Informationen für jeden Behandlungsfall. Als Spiegel des Leistungserstellungsprozesses beschreibt sie das Geschehen des Krankheits- und Gesundungsverlaufs und ist dadurch auch ein Instrument der Qualitätssicherung und -überprüfung.

Bei der Analyse der Patientendokumentation als Grundlage für die Erstellung eines Behandlungspfads sind alle vorhandenen Unterlagen zu untersuchen. Darüber hinaus ist die Durchsicht einer größeren Anzahl von Patientenakten unerlässlich, damit der krankenhausspezifische Ablauf der Leistungserbringung feststellbar wird.

Wichtige Voraussetzungen für ein aussagefähiges Ergebnis einer zielgerichteten Dokumentationsanalyse sind u.a. die Vollständigkeit der erforderlichen Dokumente, die lückenlose Dokumentation aller Tätigkeiten und die nachvollziehbare Dokumentation der durchgeführten Behandlung.

Auf der Grundlage der erhobenen Informationen und einer zielorientierten Auswertung und Aufbereitung der Resultate könnte der übliche krankheitsspezifische Ablauf einer Behandlungsleistung beschrieben sowie Optimierungspotentiale gesammelt und eingearbeitet werden.

Interviewtechnik

Die Interviewtechnik stellt eine mündliche Befragung der am Leistungserstellungsprozess beteiligten Mitarbeiter dar.

Es besteht die Möglichkeit, verschiedene Interviewtechniken zu verwenden. So können sowohl geschlossene als auch offene Fragen gestellt werden. Während beim Interview mit geschlossenen Fragen der Befragte nur zwischen einer vorgegebenen Anzahl von Antworten wählen kann, erlaubt die offene Fragestellung freie Antworten.

Des Weiteren ist es möglich, unterschiedliche Interviewformen einzusetzen. Es besteht die Möglichkeit ein standardisiertes, teilstandardisiertes oder nichtstandardisiertes Interview durchzuführen. Beim standardisierten Interview wird ein Fragebogen verwendet, der alle Fragen ausformuliert und in einer festgelegten Reihenfolge vorgibt. Dem teilstandardisierten Interview liegt ein flexibel gestaltetes Fragenraster zu Grunde, bei dem die Fragen festgelegt sind, der Befragte in seinen Antwortmöglichkeiten aber nicht beschränkt ist. Das nichtstandardisierte Interview zeichnet sich dadurch aus, dass hier lediglich ein Interviewleitfaden als Merkhilfe für den Interviewer eingesetzt wird [43].

Um gezielt alle relevanten Informationen für eine Pfaderstellung zu erfassen ist die Befragung aller am Behandlungsprozess beteiligten Berufsgruppen unerlässlich.

Wichtige Voraussetzungen für eine gute Ergebnisermittlung bei der Durchführung von Interviews sind insbesondere die einfache Formulierung der Fragen, eine begrenzte Interviewdauer und die zeitnahe Auswertung der Interviewergebnisse.

Auf der Grundlage der protokollierten Befragungsergebnisse und einer zielgerichteten Auswertung und Aufbereitung kann der übliche Weg der Leistungserbringung beschrieben sowie vorhandene Verbesserungspotentiale erfasst und eingearbeitet werden.

Teamarbeit

Unter Teamarbeit ist die Zusammenarbeit mehrerer Personen verschiedener Berufe und Aufgabengebiete in einer Gruppe zu verstehen.

Gruppenarbeiten sollten von einem/einer Moderator(in) gesteuert werden. Er/Sie leitet die Gruppe und fördert den Problemlösungsprozess zielgerichtet.

Informationen und themenbezogene Beiträge der Gruppenmitglieder werden aufgenommen, strukturiert und verdichtet. Ein wesentliches Merkmal der moderierten Teamarbeit ist die visuelle Darstellung der Beiträge. Wesentliche Vorteile sind hierbei u.a. darin zu sehen, dass jederzeit der aktuelle Stand der Problembearbeitung und auch der Fortgang bei der Bearbeitung der Problemstellung für alle präsent ist [44].

Als Basis für die Erstellung eines Behandlungspfades sind alle Aspekte des Behandlungsprozesses direkt von den Teammitgliedern zu erheben und festzuhalten.

Hierfür ist eine interdisziplinär zusammengesetzte Gruppe erforderlich, damit die wesentlichen Informationen aller Leistungsbereiche aufgenommen werden können. Für die effiziente Durchführung von Teamsitzungen sind u.a. folgende wichtige Voraussetzungen zu nennen:

- aktive und disziplinierte Mitarbeit der Teammitglieder,
- begrenzte Anzahl an Teilnehmern,
- gute Dokumentation der erzielten Ergebnisse.

Darüber hinaus müssen benötigte Materialien wie z.B. Flipcharts oder Stellwände (Pinwände) zur Verfügung stehen.

Mit der Durchführung von Teamsitzungen und der zweckorientierten Aufbereitung der Resultate könnte der übliche sowie der optimierte Weg der Leistungserstellung definiert werden.

Fremdbeobachtung

Dieses Verfahren ist charakterisiert durch das Verfolgen von Arbeitsabläufen über einen bestimmten Zeitraum hinweg. Hierbei wird durch einen Fremdbeobachter der tatsächliche Ablauf von Ereignissen und Vorgängen direkt erhoben, ohne dass dieser sich aktiv am Prozess beteiligt. Dies gestattet eine hohe Genauigkeit und Vollständigkeit an aufzunehmenden Daten. Ein solches Vorgehen sollte immer offen durchgeführt werden [45].

Um auf der Grundlage dieser Methodik einen Behandlungspfad zu erstellen, bedarf es u.a. einer gezielten Planung im Vorfeld, z.B. die rechtzeitige Information der involvierten Mitarbeiter.

Bei der Umsetzung dieser Vorgehensweise sind von der beobachtenden Person alle während der gesamten stationären Behandlung des Patienten erbrachten

Leistungseinheiten bzw. Einzelleistungen sowie alle weiteren wichtigen Informationen zu erheben.

Die Dauerbegleitung ist zweckdienlich, zusammenhängend und mehrmalig durchzuführen, um eine verwertbares Ergebnis zu erhalten.

Die mit der Fremdbeobachtung erhobenen Informationen und Daten könnten dann nach erfolgter Verarbeitung und Aufbereitung die optimierte Definition eines krankheitsspezifischen Ablaufs einer Patientenbehandlung ermöglichen.

Kombinationsmethode

Im Rahmen dieser Ausführungen werden von den vier denkbaren Handlungsalternativen zwei ausgewählt und zu einer „Kombinationsmethode", bestehend aus der Interviewtechnik und der Teamarbeit zusammengefasst.

Die Entscheidung, diese Methode zu wählen, fußt auf dem Ergebnis einer Nutzwertanalyse, auch Scoring-Modell genannt (Verfahren zur Entscheidungsfindung mittels Matrixtechnik).

Diese Methodik zur Entscheidungsfindung beruht auf einem analytischen Bewertungsverfahren, welches die Zielerreichung verschiedener Bewertungsobjekte in einer Gesamtbewertungszahl beziffert. Die Gesamtbewertung ergibt sich aus einer geschätzten Einzelbewertung zu Grunde gelegter Anforderungskriterien im Hinblick auf die o.g. möglichen Entscheidungsalternativen.

Die in der anschließenden Tabelle 1 aufgezeigten Anforderungskriterien sind aus der Fragestellung: „Welche Anforderungen müssen an eine Methode zur Erarbeitung eines Integrierten Klinischen Behandlungspfads gestellt werden?" abgeleitet und im Rahmen der Entscheidungsfindung als relevante Betrachtungsansätze definiert worden. Nachfolgend werden diese praxisbezogen erläutert.

(1) Ermittlung aller Tätigkeiten/Maßnahmen (Inhalt, Umfang, Ausprägung)

Mit der Erstellung eines Integrierten Klinischen Behandlungspfads wird die komplette Abbildung eines Soll-Konzepts der Behandlungsleistung im Sinne der Festlegung eines definierten Behandlungsprotokolls angestrebt.

Tabelle 1: Anforderungskriterien

Anforderungskriterium	Teilkriterium
1. Ermittlung aller Tätigkeiten/Maßnahmen (Inhalt, Umfang, Ausprägung)	
2. Erfassung des Ablaufs der Leistungserbringung	2a. Erfassung des zeitlichen Ablaufs der Leistungserbringung (Reihenfolge)
	2b. Erfassung von Abhängigkeiten zwischen den Teilleistungen
3. Zuordnung/Verdeutlichung von Verantwortlichkeiten	
4. Erfassung von Schnittstellenproblemen	4a. Ermittlung vorhandener Kommunikations-/Interaktionsdefizite
	4b. Ermittlung vorhandener Kooperationsprobleme
5. Ermittlung von Ergebniszielen	
6. Erfassung von Schwachstellen in Form verdeckter Redundanzen und/oder unzweckmäßiger Tätigkeiten	
7. Erfassung der Raumdifferenzierung	
8. Erfassung des Ressourceneinsatzes für die Leistungserbringung	8a. Erfassung des notwendigen Sachmitteleinsatzes
	8b. Erfassung des Zeitbedarfs (Bearbeitungszeit) der Leistungserbringung
9. Möglichkeit der Mitarbeiterinvolvierung	
10. Zeitlicher Umfang der Mitarbeiterbindung zur Pfaderstellung	
11. Umfang der Sachmittelbindung (Raum, Material) zur Pfaderstellung	

Damit lässt sich der Grundgedanke hinsichtlich eines optimierten und für eine spezielle Patientengruppe zweckmäßigen Leistungspakets verwirklichen. Das primäre Ziel ist hierbei in der optimalen Ergebnisqualität für den jeweiligen Patienten zu sehen. Aus diesem Grund muss die Erarbeitungsmethode die Erfassung aller notwendigen Tätigkeiten/Maßnahmen der am Leistungserbringungsprozess beteiligten Professionen unterstützen.

Inhalt und Umfang aller Tätigkeiten/Maßnahmen zur Patientenbehandlung sowie die anteilsmäßige (prozentuale) Ausprägung bestimmter Leistungskomponenten – z.B. sei an dieser Stelle die Anfertigung einer Röntgenaufnahme ab einem bestimmten Lebensalter des Patienten genannt – werden dadurch nicht nur in medizinischer Hinsicht transparent, sondern lassen sich auch unter ökonomischen Gesichtspunkten bewerten.

(2) Erfassung des Ablaufs der Leistungserbringung

Das Kriterium, „Erfassung des Ablaufs der Leistungserbringung", ist in zwei Teilkriterien gegliedert, damit die Bedeutung des Gesamtbewertungskriteriums besser veranschaulicht werden kann.

(2a) Erfassung des zeitlichen Ablaufs der Leistungserbringung (Reihenfolge)

Die erforderlichen Leistungen für eine folgerichtige und zweckorientierte Behandlungserstellung bei der Versorgung eines Patienten sind abhängig von verschiedenen Leistungserbringern. Einzelne Berufsgruppen und verschiedene Bereiche/Sektoren müssen diese in einem multidisziplinären Team erbringen.

Unter dem Gesichtspunkt der Prozesssteuerung muss die Methode die Erfassung aller ablauforganisatorischen Einzelleistungen bzw. Teilleistungen verschiedener Professionen ermöglichen, damit der Gesamtprozess dokumentierbar wird. Hiermit ist die eindeutige Ermittlung des Ablaufs eines zweckmäßigen Pakets an Leistungen (Wer erbringt was wann?) zur Behandlung eines Krankheitsbildes gemeint.

Ablauforganisatorische Mängel führen zu einer Verzögerung des Patientenflusses und können in der Folge z.B. zu unnötigen Verweildauerverlängerungen führen. Diese haben wiederum eine Auswirkung auf die entstehenden Kosten für den Leistungserbringer und die Ergebnisqualität [46].

(2b) Erfassung von Abhängigkeiten zwischen den Teilleistungen

Da die Teilleistungen im Gesamtprozess nicht isoliert betrachtet werden dürfen, muss die Methode auch die Erfassung der notwendigen Verzahnung der einzelnen Leistungen zulassen.

Jeder Schnittstellenbruch, der gleichzeitig auch einen kritischen Punkt in Bezug auf Qualität, Zeit und Kosten darstellt, wirkt sich schwächend auf den Gesamtprozess aus. Daraus resultiert ein unnötiger Mehraufwand [47].

Als Beispiel sei an dieser Stelle die erforderliche ausführliche Patientenaufklärung durch den Narkosearzt vor einer operative Intervention genannt, ohne die eine Weiterbehandlung des Kranken nicht erfolgen kann. Dies setzt jedoch voraus, dass die benötigten Befunde der Voruntersuchungen dem Anästhesisten rechtzeitig zur Verfügung stehen müssen um seine Teilleistung (Prämedikationsvisite) erbringen zu können. Kommt es hier zu Verzögerungen, weil die Befunde nicht vorhanden sind, kann dies zur Verschiebung einer geplanten Leistung führen und hat dadurch u.a. Auswirkungen auf die Kundenzufriedenheit, die Patientenverweildauer und die Kosten der Behandlung.

(3) Zuordnung/Verdeutlichung von Verantwortlichkeiten

Das Konzept, mit dem ein IKB erstellt wird, muss zum Ziel haben eine klare Zuordnung von Verantwortlichkeiten bei der fachlichen und zeitlichen Ausführung notwendiger Teilleistungen zu unterstützen.

Die jeweils erforderliche Qualifikation der einzelnen Leistungserbringer muss, neben der Anforderung an die fachgerechte Durchführung einer Leistung, auch aus haftungsrechtlichen Gründen gewährleistet sein. Außerdem ist zur Vermeidung von Diskontinuitäten und zeitlichen Verzögerungen in der Leistungsabfolge (Prozesskette) die Kontrolle der Einhaltung zeitlich fixierter Behandlungsbestandteile verantwortlich klar zuzuordnen.

Als Beispiel sei an dieser Stelle eine erforderliche Blutabnahme zu diagnostischen Zwecken vor einer Operation genannt.

Diese Leistung muss von einem qualifizierten Mitarbeiter bis zu einem bestimmten Zeitpunkt verantwortlich durchgeführt werden, um einerseits eine fachgerechte Durchführung sicherzustellen und andererseits Verzögerungen im Prozessablauf zu vermeiden.

(4) Erfassung von Schnittstellenproblemen

Dieses Anforderungskriterium wird unterteilt, da hier die Teilaspekte vorhandene Kommunikations-/Interaktionsdefizite und vorhandene Kooperationsprobleme betrachtet werden.

(4a) Ermittlung vorhandener Kommunikations-/Interaktionsdefizite

Vorhandene Kommunikations-/Interaktionsdefizite zwischen den einzelnen am Leistungserbringungsprozess beteiligten Professionen können sich sowohl in schriftlicher als auch in verbaler Form ausdrücken. Solche Hindernisse haben immer negative Auswirkungen auf den erforderlichen Informationsfluss zwischen den Leistungsbereichen. Die vollständige Weitergabe relevanter Informationen zum einzelnen Behandlungsfall ist jedoch für eine folgerichtige Leistungserbringung unerlässlich, um einen reibungslosen und ergebnisorientierten Behandlungsablauf zu gewährleisten.

Wichtige Informationen wie z.B. die Anforderung einer diagnostischen Leistung durch den ärztlichen Dienst müssen schriftlich in der Patientenakte fixiert und durch ein passendes Kommunikationszeichen als Signal für nachgeschaltete Leistungserbringer hinterlegt werden. Oftmals wird aber gerade die schriftliche Dokumentation, die Träger aller patientenbezogenen Informationen ist, aus zeitlichen oder organisatorischen Gründen nicht zeitnah und losgelöst von der Situation vollzogen. Dadurch gehen Informationen verloren und sind zu einem späteren Zeitpunkt nicht mehr einzuordnen bzw. nachzuvollziehen.

Werden wichtige Informationen zwischen den Prozessbeteiligten nicht transportiert, kommt es sowohl in der Zusammenarbeit als auch im Behandlungsprozess automatisch zu Störungen. Auf schriftlichen oder verbalen Ursachen basierende Kommunikations-/Interaktionsdefizite führen zu einem fehlenden, falschen oder unvollständigen Informationsfluss, was zur Folge hat, dass Leistungen nicht erbracht werden. Hieraus können Qualitätsverluste, Mehrkosten und unnötige Mehrarbeit für beteiligte Berufgruppen resultieren.

(4b) Ermittlung vorhandener Kooperationsprobleme

Auch Kooperationsprobleme wirken sich negativ auf eine effiziente Leistungserbringung aus. Gerade unter dem Gesichtspunkt der Prozessorientierung ist ein fehlender gemeinsamer Denkansatz der verschiedenen Leistungsträger ein wesentlicher Faktor, der Kooperationsschwierigkeiten begünstigt. Die vernetzte Betrachtung des Gesamtleistungspakets, welches der Patient für seine Behandlung benötigt, ist von entscheidender Bedeutung für die Erstellung einer qualitativ hochwertigen aber Ressourcen schonenden Behandlungsleistung. Durch die Schaffung einer transparenten, prozessorientierten Darstellung der Gesamtleistung wird ermöglicht, dass sich die einzelnen Leistungserbringer „als Teil eines Prozesses am Patienten verstehen" lernen [48].

(5) Ermittlung von Ergebniszielen

Die Ermittlung bzw. Festlegung von Ergebniszielen bezüglich der Behandlungsleistung muss durch die Pfaderstellungsmethode unterstützt werden.

Dies ist für ein erfolgreiches, gemeinschaftliches Handeln von entscheidender Bedeutung.

Behandlungsziele sind z.B. in Bezug auf Qualitätsziele (keine behandlungsbedürftigen Komplikationen) oder Zeitziele (festgelegte minimale stationäre Verweildauer) zu definieren.

Auf der Grundlage determinierter Zielformulierungen in Form von messbaren Ergebnisindikatoren können dokumentierte Abweichungen ausgewertet und Problembereiche bzw. Optimierungsmöglichkeiten im Behandlungsprozess erkannt werden. Dadurch wird ein kontinuierlicher Evaluations- und Verbesserungsprozess erst möglich.

(6) Erfassung von Schwachstellen in Form verdeckter Redundanzen und/oder unzweckmäßiger Tätigkeiten

Da der IKB als Orientierungsrahmen für das Behandlungsteam dienen und einen festgelegten Versorgungsstandard aufweisen soll, ist es erforderlich, Leistungen, die medizinisch nicht notwendig sind oder doppelt erbracht werden, herauszufiltern. Dies ist besonders unter dem künftig vorgegebenen festen Entgeltrahmen notwendig. Als Richtschnur muss hier gelten, alles was nötig ist und nicht alles was möglich ist soll dem Patienten zu Gute kommen. Dies bedeutet, dass sich bei der Leistungserstellung auf das medizinisch sinnvolle und notwendige beschränkt werden muss. Beispielhaft sei hier die vielfach routinemäßige Erhebung einer Vielzahl von Laborparametern zur OP-Vorbereitung genannt. Hier werden häufig standardmäßig Leistungen veranlasst, die nicht zwingend erforderlich sind und dadurch keinen Einfluss auf die Ergebnisqualität haben. Dies bindet nicht nur unnötig Mitarbeiterzeit, sondern verursacht auch zusätzliche Kosten.

(7) Erfassung der Raumdifferenzierung

Bei der Erstellung eines IKB muss berücksichtigt werden, dass die Leistungserbringung an verschiedenen Orten stattfindet, z.B. seien hier die vertragsärztlichen Leistungen oder operative Interventionen genannt. Durch die Erfassung der Raumdifferenzierung können gebundene Raumzeiten geplant sowie erforderliche Wegezeiten zwischen den Leistungserbringungsorten – je nach struktureller Gegebenheit können diese beachtlich sein – berücksichtigt werden.

Dies ist u.a. im Hinblick auf einen verzögerungsfreien stationären Behandlungsablauf von Bedeutung. Die Transportzeit eines Patienten zum Operationssaal, die unter Umständen mehrere Minuten in Anspruch nehmen kann, sei hier als ein Beispiel bei der zeitlichen Ablaufplanung genannt.

(8) Erfassung des Ressourceneinsatzes für die Leistungserbringung

Dieses Bewertungskriterium ist unterteilt, weil hier die Erfassung des notwendigen Sachmitteleinsatzes und die Erfassung des Zeitbedarfs der Leistungserbringung beleuchtet werden.

(8a) Erfassung des notwendigen Sachmitteleinsatzes

Die Ermittlung der notwendigen Verbrauchsmaterialien für einen definierten Behandlungsprozess soll von der Erstellungsmethode unterstützt werden.

Dadurch ist eine verursachungsgerechte Zuweisung der entstehenden Sachkosten (patientenbezogene Kostenzuordnung) möglich. Außerdem entsteht eine interne Sachkostentransparenz in Bezug auf die komplette Behandlungsleistung.

(8b) Erfassung des Zeitbedarfs (Bearbeitungszeit) der Leistungserbringung

Die Erfassung des erforderlichen Zeitbedarfs der im Behandlungsverlauf zu erbringenden Einzel- oder Teilleistungen muss durch die Erstellungsmethode unterstützt werden.

Die Gründe hierfür sind in der sich daraus ableitenden Möglichkeit der Erhebung gebundener Mitarbeiterzeiten, unter zwei wichtigen Aspekten zu sehen.

Zum einen ermöglicht die Erfassung des erforderlichen Zeitbedarfs zur Erbringung festgelegter Leistungen die Zuordnung von Personalkosten für die am Leistungserbringungsprozess beteiligten Berufsgruppen im Rahmen einer Prozesskostenrechnung.

Zum anderen ist eine Aussage zur zeitlichen Anbindung einzelner oder mehrerer Mitarbeiter bei der Erstellung notwendiger Leistungen möglich, was wiederum eine zweckmäßige Mitarbeiterbedarfsplanung und Personaleinsatzplanung gestattet.

(9) Möglichkeit der Mitarbeiterinvolvierung

Die nötige Mitarbeiterakzeptanz, die für die erfolgreiche Erarbeitung und Umsetzung von Integrierten Klinischen Behandlungspfaden erforderlich ist, wird unterstützt, indem die am Behandlungsprozess beteiligten Mitarbeiter aktiv in die Pfaderstellung involviert werden. Die Möglichkeit zur aktiven Mitarbeit bei der Definition der inhaltlichen Ausgestaltung und der angestrebten Ergebnisziele, u.a. auf der Grundlage vorhandener Erfahrungen der einzelnen Personen, begünstigt dies.

Außerdem kann es durch die Erstellung und Implementierung von Behandlungspfaden zu erheblichen Organisationsveränderungen kommen. Diese werden von den einzelnen Leistungserbringern nur angenommen und als richtig erachtet, wenn der Nutzen allen Mitarbeitern verständlich aufgezeigt wird. Durchaus berechtigt bestehende Ängste und Vorbehalte gegenüber eventuell notwendigen Veränderungen können abgebaut und überwunden werden.

(10) Zeitlicher Umfang der Mitarbeiterbindung zur Pfaderstellung

Für die Erarbeitung eines IKB ist es notwendig Mitarbeiterkapazitäten freizusetzen. Hierfür sind entweder prozessexterne Mitarbeiter der Leistungserbringer oder aber Personen, die direkt am Behandlungsprozess beteiligt sind, erforderlich. Der anfallende Zeitaufwand für die Pfadarbeit in Form von gebundenen Mitarbeiterstunden ist somit ein relevanter Faktor, den es bei der Auswahl einer Methode zu bedenken gilt. Beispielsweise seien hier kleinere Krankenhäuser genannt, die auf der Basis von Klinischen Behandlungspfaden ihre Prozesse optimieren, standardisieren und auch steuern wollen. Oftmals verfügen sie nicht über entsprechend übergeordnet arbeitende Abteilungen, welche die notwendigen Arbeiten im Hinblick auf Vorbereitung, Organisation und Begleitung eines solchen Projekts übernehmen können. Sie müssen die erforderlichen Kapazitäten komplett intern stellen oder auf externe Berater zurückgreifen. Bei der Auswahl der Pfaderstellungsmethode muss demnach ganz klar die Frage nach dem zu erwartenden Aufwand für die erfolgreiche Realisierung des Vorhabens und den jeweils zur Verfügung stehenden Möglichkeiten gestellt werden.

(11) Umfang der Sachmittelbindung (Raum, Material) zur Pfaderstellung

Nicht nur Ressourceneinsatz in Form von Personen ist für die Pfadarbeit von Nöten, sondern je nach Methode muss auch ein nicht unerheblicher Sachmittelbedarf zur Verfügung stehen.

Die Frage, was zusätzlich zur Erarbeitung eines IKB noch investiert werden muss, ist bei der Auswahl einer Pfaderstellungsmethode zu bedenken. Sowohl der räumliche als auch der materielle Aufwand muss eingeschätzt und bei der Methodenbewertung Berücksichtigung finden.

Fazit

Die Einzelmethoden Dokumentenanalyse und Teamarbeit haben, wie bereits ausgeführt, die höchsten Nutzwerte erzielt und werden vor diesem Hintergrund zu einer Kombinationsmethode, bestehend aus den beiden Kernelementen Einzelinterviews und Teamsitzungen, zusammengefasst.

Zur Umsetzung ist es notwendig, jeweils einen Mitarbeiter der am Behandlungsprozess beteiligten Professionen zum Ist-Zustand der Leistungserbringung zu befragen, um die bisherige Vorgehensweise zum Behandlungsablauf aufnehmen und dokumentieren zu können. Dies bringt den Vorteil mit sich, dass die Ist-Analyse auch tatsächlich eine Aufnahme des Ist-Zustandes darstellt und eine ungewollte Abbildung einer Mischung aus Realität und Fiktion fast gänzlich ausgeschlossen wird. Nur die realitätsgetreue Darstellung des bisherigen Ablaufprocedere lässt Raum für mögliche Verbesserungen/Optimierungen eines uneffizienten Behandlungsablaufs. Die Durchführung von Teamsitzungen ermöglicht wiederum eine gemeinsame Erarbeitung einer Soll-Konzeption, um insbesondere Schnittstellenproblematiken, d.h. Probleme die bei dem Übergang eines Arbeitsablaufes von einer Person/Abteilung auf eine andere Person/Abteilung auftreten und den Großteil auftretender Organisationsprobleme ausmachen, im Konsens auszuräumen und dadurch Arbeitsabläufe zu optimieren.

2.2 Integrierte Klinische Behandlungspfade als Instrument der Prozessleistungsanalyse

Neben den bereits beschriebenen Möglichkeiten der Prozessabbildung, -steuerung und -optimierung bildet der Integrierte Klinische Behandlungspfad die Grundlage der wirtschaftlichen Kalkulation in der integrierten Versorgung und gibt somit einen detaillierten Überblick über die anfallenden Kosten.

Da sich bisher die Kostenrechnung an der Aufbauorganisation (Kostenstellen) eines Unternehmens orientierte, verlangt das Prozessmanagement eine ablauforganisatorische Umgestaltung der Kostenrechnung hin zur Kostenträger- bzw. Prozesskostenrechnung [49].

In einem *Exkurs* werden nachfolgend die Grundfunktionen der Kostenrechnung erläutert. Diese lässt sich im Wesentlichen auf die Beantwortung von drei Fragestellungen reduzieren:

- Welche Kosten sind mit welchem Charakter entstanden? (Kostenartenrechnung)
  - Wo sind die Kosten entstanden? (Kostenstellenrechnung)
  - Für wen, was und wozu sind die Kosten entstanden? (Prozesskostenrechnung)

2.2.1 Kostenartenrechnung in der Integrierten Versorgung

Welche Kosten innerhalb einer Abrechnungsperiode angefallen sind, lässt sich aus den Daten der Finanzbuchhaltung ermitteln. Hierzu kann entweder die monatliche betriebswirtschaftliche Auswertung herangezogen werden oder der testierte Jahresabschluss in Form einer Bilanz oder einer Gewinn- und Verlustrechnung (GuV). In der nachfolgenden Tabelle wird ein kurzer Überblick über die angesprochenen Kostenarten eines MVZ innerhalb eines Wirtschaftsjahrs gegeben *(Tab. 2)*.

Tabelle 2: Kostenarten MVZ

Betriebsausgaben	
MVZ und Laborbedarf	13.046,95 €
Personalkosten	122.919,24 €
Raumkosten	24.067,26 €
Miete	48.145,15 €
Beiträge und Versicherungen	12.378,63 €
Kfz-Kosten	16.631,68 €
Finanzierungskosten	42.972,97 €
Porto, Telefon, Büromaterial	5.763,01 €
Geräte und Einrichtungskosten	24.330,42 €
Abschreibungen	39.867,10 €
Abschreibungen GWG	4.176,47 €
Gemeinkosten	21.953,37 €

Wenn innerhalb des Unternehmens bisher kein Rechnungswesen eingeführt worden ist, endet an dieser Stelle die Betrachtungsweise der Kosten.

Zur wirtschaftlichen Steuerung eines Unternehmens ist es jedoch unabdingbar, dass der Charakter der Kosten beurteilt wird und ggf. Steuerungsmaßnahmen eingeleitet werden.

Entsprechend dem Charakter der Kosten lassen sich vier Gruppen bilden:

- Fixkosten,
- variable Kosten,
- Einzelkosten,
- Gemeinkosten. [50]

Fixkosten

Fixkosten haben den Charakter konstant zu bleiben. Sie sind nicht von einem Beschäftigungsanstieg bzw. Kapazitätsanstieg, z.B. in Form von vermehrter Produktion in der Industrie oder höhere Patientenanzahl/Quartal abhängig. Es sind somit beschäftigungsunabhängige/kapazitätsunabhängige Kosten. Beispielhaft werden in der nachfolgenden Tabelle entstandene Fixkosten eines MVZ innerhalb eines Wirtschaftsjahrs aufgezeigt *(Tab. 3)*:

Tabelle 3: Fixkosten MVZ/Wirtschaftsjahr

Kontengruppe	Unterkontengruppe	Bezeichnung	Wirtschaftsjahr
4100		Personalkosten	122.919,24 €
4210		Miete	48.145,15 €
4230-4280		1/2 sonstige Raumkosten	12.033,63 €
4300		Beiträge	
	4361	Berufshaftpflicht	2.768,17 €
	4365	Sachversicherung	407,15 €
	4369	sonstige Versicherungen	461,06 €
	4389	sonstige Beiträge	525,29 €
4800		Geräte & Einrichtungskosten	
	4815	Miete & Wartungskosten Praxis	17.892,57 €
	4828	Miete & Wartungskosten Röntgen	1.968,57 €

Bedeutung für die Integrierte Versorgung

Im Gesundheitswesen sind im Gegensatz zur Industrie relativ hohe Vorhaltekosten zur Patientenversorgung erforderlich. Aus diesem Grund ist eine regelmäßige Analyse der Fixkosten durchzuführen, mit dem Ziel eine Kostenunterdeckung zu vermeiden. Die Analyse der Fixkosten beschäftigt sich schwerpunktmäßig mit folgenden Fragestellungen:

- Sind die angefallenen Fixkosten dispositionsbedingt?
- Kann eine Flexibilisierung der Fixkosten durchgeführt werden?
- Welche Auswirkungen haben die Fixkosten auf das Ergebnis?

Meist sind 70 % der Fixkosten dispositionsbedingte Personalkosten. Auf Grund des prozentual hohen Anteils wurde in der Vergangenheit vorwiegend in diesem Bereich nach Abbaumöglichkeiten gesucht. Eine Reduktion in diesem Bereich sollte jedoch nicht ohne eine Überprüfung der verbleibenden Handlungsfähigkeit erfolgen. Durch den Zusammenschluss der Anbieter in der integrierten Versorgung, z.B. in Form einer Managementgesellschaft, kann eine verbesserte Flexibilisierung der Fixkosten unter anderem durch räumliche Zusammenlegung, durch gemeinsamen Einkauf oder auch durch die gemeinsame Nutzung eines Geräte- bzw. Personalpools erreicht werden. Mit einer prozentualen Gegenüberstellung von fixen und variablen Kosten lassen sich die Auswirkungen auf das Betriebsergebnis verdeutlichen und Gegensteuerungsmaßnahmen einleiten [51].

Variable Kosten

Variable Kosten sind beschäftigungsabhängige/kapazitätsabhängige Kosten. Sie steigen oder sinken mit einem Kapazitätsanstieg oder -abfall. Variable Kosten verhalten sich jedoch nicht immer proportional, sondern auch überproportional (progressiv) oder unterproportional (degressiv) [52].

Beispiele für variable Kosten können der nachfolgenden Tabelle entnommen werden *(Tab. 4)*.

Tabelle 4: Variable Kosten MVZ

Kontengruppe	Unterkontengruppe	Bezeichnung	
4000		MVZ und Laborbedarf	25.532,88 €
4230 – 4280		1/2 sonstige Raumkosten	23.549,81 €
4300		Beiträge	
	4386	KV Kosten % vom Gesamthonorar	16.531,40 €
4600		Reise- und Fortbildungskosten	2.124,00 €
4800		Geräte & Einrichtungskosten	
	4810	Instandhaltung MVZ-Geräte	3.788,47 €
	4823	Instandhaltung Röntgen	4.957,91 €
	4360	1/2 AfA	39.009,96 €
	4870	AfA GWG	8.713,36 €

Bedeutung für die Integrierte Versorgung

Die variablen Kosten dienen in allen Unternehmen, so auch in der integrierten Versorgung, als unternehmerische Entscheidungsgrundlage. Am besten verdeutlichen lässt sich diese Aussage durch ein Beispiel. In der nachfolgenden Tabelle findet sich eine Berechnung zum Kauf einer Röntgenfilmentwicklungsmaschine. Das Gerät A kostet in der Anschaffung 55.000 € und das Gerät B 40.000 €.

Wird an dieser Stelle nur der Anschaffungspreis betrachtet, ist das Gerät B kostengünstiger als das Gerät A. Wird jedoch der Betrachtungsansatz auf die Unterhaltungskosten auf einen Zeitraum von 10 Jahren – bei gleichem Filmdurchsatz – ausgedehnt, wird deutlich, dass das Gerät B teurer als das Gerät A ist (Tab. 5).

Tabelle 5: Gerätevergleich variable Kosten

	Gerät A	Gerät B
Jährliche variable Kosten		
Strom	4.000,00 €	5.000,00 €
Wasser	3.000,00 €	4.000,00 €
Chemie	1.500,00 €	2.000,00 €
Zwischensumme	8.500,00 €	11.000,00 €
Anschaffungspreis	55.000,00 €	40.000,00 €
Endpreis nach 10 Jahren	140.000,00 €	150.000,00 €

Einzelkosten

Einzelkosten sind Kosten, die sich direkt und verursachungsgerecht einem Produkt oder einer Kundendienstleistungen zuordnen lassen.

Beispielhaft lässt sich dies gut an einer privatärztlichen Rechnung zeigen. Bei dieser Form der ärztlichen Abrechnung werden die Einzelkosten, hier medizinische Sachkosten, direkt dem Patienten über eine Sachkostenziffer zugeordnet und berechnet *(Tab. 6)*.

Tabelle 6: Einzelkosten

Dr. med. Mustermann Facharzt für Chirurgie Musterstr. 77 77777 Musterstadt							
hiermit erlaube ich mir, Ihnen die erbrachten ärztlichen Leistungen in Rechnung zu stellen. Otto Muster, geb. 01.01.1970, wohnhaft: Musterstr. 25, 77777 Musterstadt Diagnose: Insertionstendopathie linkes Handgelenk							
Datum	Anzahl	GOÄ Nr.	Legende	Einfach	Faktor	Betrag
13.05.??	1	1	Beratung auch mittels Fernsprecher	4,66 €	2,3	10,72 €
	1	5	Symptombezogene klinische Untersuchung	4,66 €	2,3	10,72 €
	1	5020	Röntgenaufnahme Handgelenk in 2 Ebenen	12,82 €	1,3	16,67 €
	1	207	Zinkleimverband	11,40 €	2,3	26,22 €
	1	99007	Zinkleimbinde	18,00 €	1,0	18,00 €
	1	99008	Idealbinde	3,60 €	1,0	3,60 €
			Honorarsumme			85,93 €

Bedeutung für die Integrierte Versorgung

Bisher werden im Bereich des Gesundheitswesens die Sachkosten nur innerhalb der privatärztlichen Abrechnung erfasst. Eine Zuordnung der Sachkosten für Kassenpatienten gab es bisher nur für sehr teure Sachkosten wie z.B. Implantate. Im vertragsärztlichen Bereich erfolgte bisher die Verteilung der Sachkosten durch ein Kopfpauschalensystem. Mit der Einführung eines Komplexpauschalensystems, basierend auf einer Prozesskostenrechnung, ist eine Erfassung der Sachkosten für den einzelnen Patienten unabdingbar. Dies kann z.B. mit Hilfe von Barcodelesern oder Artikelnummern erfolgen [53].

Echte Gemeinkosten

Echte Gemeinkosten lassen sich im Gegensatz zu Einzelkosten nicht verursachungsgerecht einem Produkt oder im Gesundheitswesen einem Patienten zuordnen. Da die entstandenen Kosten jedoch mit in die Kalkulation einfließen müssen, kommen hier Verteilungsschlüssel bzw. Umlageverfahren zur Anwendung. Bei der Zuordnung der Kosten durch einen Verteilungsschlüssel sollte dieser sich proportional zu den Kosteneinflussgrößen verhalten. Trotz aller Genauigkeit bei der Ermittlung der Verteilungsschlüssel handelt es sich hier immer um Schätzwerte die mit einer Ungenauigkeit behaftet sind [54].

Unechte Gemeinkosten

Die unechten Gemeinkosten könnten theoretisch verursachungsgerecht einem Produkt oder einem Patienten zugeordnet werden. Praktisch kann dies jedoch oft aufgrund einer fehlenden Prozessstrukturanalyse und den damit einhergehenden fehlenden Daten nicht erfolgen. Ein zweiter Grund für die Entstehung von unechten Gemeinkosten liegt in ihrer fehlenden wirtschaftlichen Bedeutung, wie z.B. bei Injektionspflastern, Desinfektionsmitteln, Kanülen und Spritzen, im Alltag eines Krankenhauses oder einer Arztpraxis. Solche Kosten sind sinnvollerweise zu einem Kostenmodul zusammenzufassen und über einen Verteilungsschlüssel dem Patient zuzuordnen. Beispiele für echte und unechte Gemeinkosten sind der nachfolgenden Tabelle zu entnehmen [55] *(Tab. 7)*.

Tabelle 7: Umlageschlüssel für echte/unechte Gemeinkosten

Echte Gemeinkosten	Verteilungsschlüssel
Personalkosten ärztlicher Dienst	Pflegetage/Patient
Personalkosten Pflegedienst	PPR Minuten/Patient
Grundsteuer	Größe qm der Kostenstelle
Wasser/Strom/Heizung	Größe qm der Kostenstelle
Unechte Gemeinkosten	**Verteilungsschlüssel**
Sonstige med. Sachkosten	PPR Minuten/Patient

> *Bedeutung für die Integrierte Versorgung*
> Zur Verteilung von echten und unechten Gemeinkosten ist entweder ein geeignetes Umlageverfahren mit entsprechenden Verteilungsschlüsseln zu entwickeln oder eine Prozesskostenrechnung einzuführen.

Berechnung einer Komplexpauschale

Welche Einzel- und Gemeinkosten für eine Komplexpauschale erfasst werden müssen, ergibt sich aus den in der Prozessstrukturanalyse erfassten Teilprozessen. Der Integrierte Klinische Behandlungspfad als Gesamtprozess umfasst die einzelnen Teilprozesse des Behandlungsverlaufs. Die Vorgehensweise der Kalkulation wird in Kapitel 3 ausführlich beschrieben.

2.2.2 Kostenstellenrechnung unter Aspekten des Prozessmanagements und der Profitcenterbildung in der integrierten Versorgung

Die Kostenstellenrechnung hat, wie bereits im vorherigen Kapitel genannt, die Frage zu beantworten:

Wo sind die Kosten entstanden?

Bevor diese Frage beantwortet werden kann, müssen zunächst im ersten Schritt Kostenstellen gebildet werden. Erst im zweiten Schritt ist dann über die Einführung eines geeigneten Instruments zur Gemeinkostensteuerung nachzudenken.

Bildung von Kostenstellen

Die Bildung der Kostenstellen im Rahmen des Prozessmanagements orientiert sich nicht an der Funktionalität der Kostenstelle, sondern am Prozessablauf. Dabei sollten folgende Grundsätze beachtet werden:

1. *Eindeutigkeit der Kostenstellen*
   Die Kostenstellen sind so anzulegen, dass ihnen eindeutig Kosten zugeordnet werden können.
2. *Wirtschaftlichkeit und Übersichtlichkeit der Kostenstellen*
   Die Kostenstellen werden entsprechend ihrer Prozessstruktur gebildet. Ein Prozess besteht aus vielen einzelnen Teilprozessen. Diese Teilprozesse sind unter wirtschaftlichen Gesichtspunkten zu Prozessmodulen zusammenzufassen und einer Kostenstelle verursachungsgerecht zuzuordnen.

3. Übereinstimmung von Kostenstelle und Verantwortungsbereich
Unter dem Blickwinkel des Prozessmanagements und des Profitcentergedankens sind die Kostenstellen so zu konzipieren, dass sie einen eigenständigen Verantwortungsbereich darstellen.

An dieser Stelle ist kritisch anzumerken, dass nur mit der Einführung von Qualitätsindikatoren in der medizinischen Versorgung verhindert werden kann, dass der Profitcentergedanke in den Vordergrund rückt und eine Verlagerung von medizinischen Untersuchungen und somit Kosten in einen anderen Bereich erfolgt.

Die nachfolgende Grafik *(Abb. 3)* zeigt einen möglichen Kostenstellenaufbau.

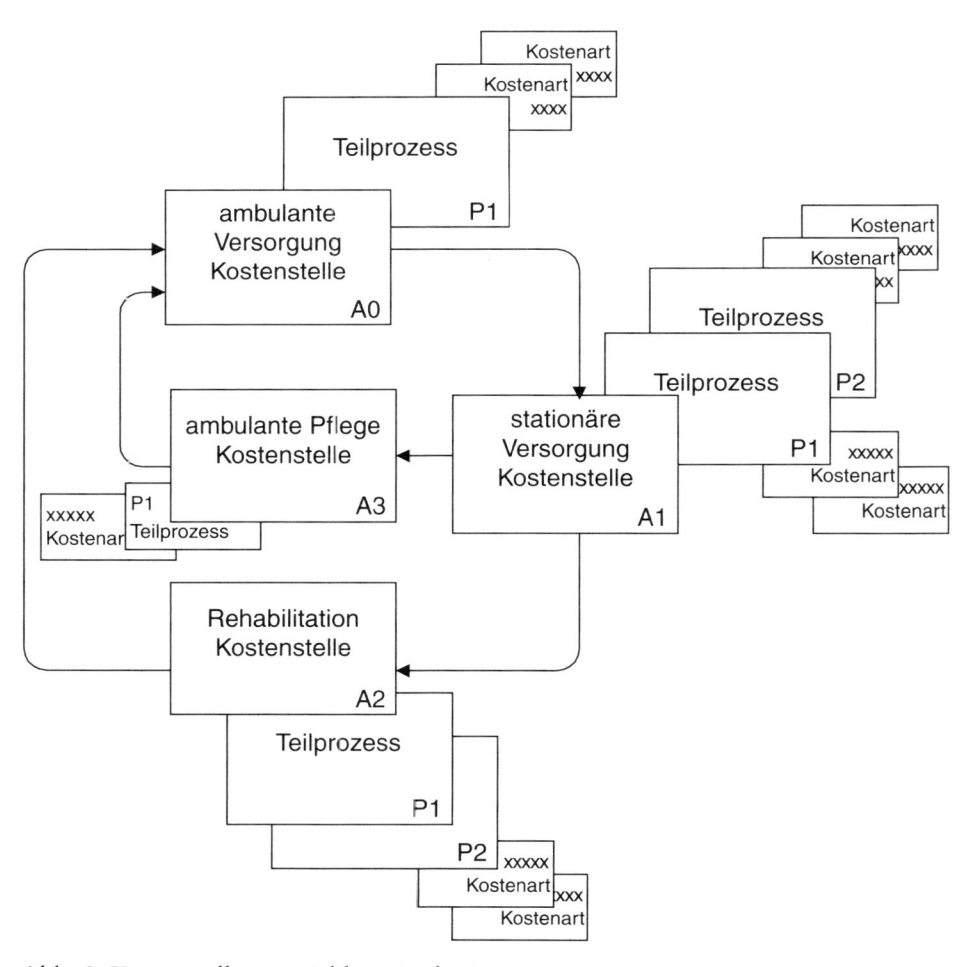

Abb. 3: Kostenstellenentwicklung in der integrierten Versorgung

Instrumente zur Gemeinkostensteuerung

Da der Kostenstellenaufbau als Profitcenterstruktur Krankenhausstrukturen entspricht, werden in den nachfolgenden Kapiteln nur solche Umlageverfahren beschrieben, die mit der Einführung des G-DRG Systems angewendet werden. Man unterscheidet hier die innerbetriebliche Leistungsverrechnung (IBLV), das vereinfachte Umlageverfahren (VUV) und das Mischverfahren.

Innerbetriebliche Leistungsverrechnung (IBLV)

Bei der innerbetrieblichen Leistungsverrechnung werden die Kosten der indirekten Kostenstellen über einen Verrechnungsschlüssel, wie unter dem Punkt echte und unechte Gemeinkosten beschrieben, an die direkten Kostenstellen verrechnet. Direkte Kostenstellen haben einen direkten Patientenbezug. Indirekte Kostenstellen geben ihre Leistungen an direkte Kostenstellen ab. Sie unterteilen sich von ihrer Funktionalität in Kostenstellen medizinischer und nicht medizinischer Infrastruktur.

Die IBLV kann nach den folgenden drei Methoden geschehen:

Methode 1: Anbauverfahren

Beim Anbauverfahren werden die Leistungen von den indirekten Kostenstellen unmittelbar auf die direkten Kostenstellen verrechnet.

Leistungen, die im Leistungserstellungsprozess von anderen indirekten Kostenstellen notwendig waren, werden bei dieser Methode nicht berücksichtigt [56].

Methode 2: Stufenleiterverfahren

Bei der Methode des Stufenleiterverfahrens sollten in Anlehnung an das Prozessmanagement die indirekten und direkten Kostenstellen in eine sinnvolle Reihenfolge gebracht werden. Die Kosten der indirekten Kostenstellen werden in diesem Fall nicht nur an direkte, sondern auch an indirekte Kostenstellen weitergegeben. Auf diese Weise können Leistungen, die zur Leistungserbringung der indirekten Kostenstelle von anderen indirekten Kostenstellen notwendig waren, berücksichtigt werden. Es findet jedoch keine wechselseitige Verrechnung von indirekten Kosten statt [57].

Methode 3: Gleichungsverfahren

Das Gleichungsverfahren wird angewandt, wenn eine zwei- oder mehrseitige Leistungsverrechnung durchgeführt wird. Die erbrachten Leistungen der einzelnen Kostenstellen werden gegenseitig verrechnet. Da es sich hier um ein recht aufwendiges Verfahren handelt, wird es nicht häufig angewandt [58].

Vereinfachtes Umlageverfahren (VUV)

Das vereinfachte Umlageverfahren vollzieht sich in zwei Schritten.

1. Die Kosten der indirekten Kostenstellen „Medizinische Infrastruktur" werden gemäß einer Methode der IBLV verrechnet.
2. Die Kosten der indirekten Kostenstelle „Nicht medizinische Infrastruktur" werden auf eine Sammelkostenstelle gebucht und dort über die Anzahl der Pflegetage dem einzelnen Behandlungsfall zugerechnet [59].

Mischverfahren

Das Mischverfahren vollzieht sich in drei Schritten.

1. Die Kosten der indirekten Kostenstelle „Medizinische Infrastruktur" werden entsprechend einer Methode der IBLV verrechnet.
2. Kosten der indirekten Kostenstelle „Nicht medizinische Infrastruktur", die bereits mit einem internen Verrechnungsschlüssel versehen werden können, werden gemäß einer Methode der IBLV verrechnet.
3. Kosten der indirekten Kostenstelle „Nicht medizinische Infrastruktur", die nicht mit einem internen Verrechnungsschlüssel versehen werden können, werden entsprechend dem vereinfachten Umlageverfahren verrechnet [60].

Bedeutung für die Integrierte Versorgung

Da alle Umlageverfahren mit einer gewissen Ungenauigkeit behaftet sind, ist darüber nachzudenken, ob nicht die Prozesskostenrechnung an dieser Stelle zu favorisieren ist.

2.2.3 Prozesskostenrechnung in der Integrierten Versorgung

In der Praxis wird die Prozesskostenrechnung bei Mittel- und Kleinbetrieben nicht als eigenständiges Kostenrechnungssystem angewandt. Sie wird als Ergänzung zur Ermittlung von echten Gemeinkosten eingesetzt. Im Gesundheitswesen wird die Prozesskostenrechnung auch zur Kostenermittlung und Kalkulation von Dienstleistungsprozessen wie z.B. Fallpauschalen oder Komplexpauschalen eingesetzt. Bei dieser Art der Prozesskostenrechnung handelt es sich eher um die amerikanische Version im Sinne des activity based costing (ABC). Die deutsche Version der Prozesskostenrechnung nach Horváth befasst sich mit der Verteilung von echten Gemeinkosten. Da im Gesundheitswesen sowohl die Berechnung von Gemeinkosten, als auch die Berechnung von Behandlungserstellungskosten durch die Prozesskostenrechnung abgebildet werden kann, erlangt sie einen besonderen Stellenwert.

Grundlage der Prozesskostenrechnung ist das Prozessmanagement mit seiner Prozessstruktur- und Prozessleistungsanalyse (vgl. Kapitelanfang).

Die Prozessstrukturanalyse hat im Rahmen der Prozesskostenrechnung die Aufgabe, die erbrachten medizinischen und nicht medizinischen Tätigkeiten in Haupt- und Teilprozesse zu unterteilen. Die Prozessleistungstransparenz ordnet im Anschluss den Haupt- und Teilprozessen Bezugsgrößen zu.

Am einfachsten lässt sich der Ablauf anhand eines Beispiels wie in der nachfolgenden Tabelle verdeutlichen *(Tab. 8)*.

Tabelle 8: Prozesskostenrechnung am Beispiel Leistungsabrechnung

	Kostenstelle Abrechnung							
Teilprozess	Anzahl Prozesse/Jahr	Mitarbeiter Anzahl	Personal-kosten/Jahr	Minuten/Akte	Jahresar-beitszeit/Minute	Personal-kostensatz/Minute	Kosten	Sachkosten
Patienten-akten kon-trollieren	1440	1	22.000,00 €	2,00	15.360,00	1,43 €	4.125,00 €	1.816,92 €
Rechnungen drucken	6000	1		1,00			8.593,75 €	
Rechnungen kuvertieren	6000	1		2,00			17.187,50 €	
Mahnungen drucken	1200	1		1,00			1.719,75 €	1.282,06 €
Mahnungen kuvertieren	1200	1		2,00			3.437,50 €	
Porto	1200,00							660,00 €
Prozesskosten								38.822,48 €

Bedeutung für die Integrierte Versorgung

Die Prozesskostenrechnung hat den Nachteil, dass auch sie im Bereich der Gemeinkosten mit einer gewissen Ungenauigkeit behaftet ist. Die Vorteile der Prozesskostenrechnung überwiegen jedoch gegenüber den Nachteilen. Gerade im Gesundheitswesen existiert zurzeit eine mangelhafte Kosten- und Leistungstransparenz. Durch die mit der Prozesskostenrechnung verknüpfte Prozessstrukturanalyse werden ineffiziente Arbeitsabläufe aufgezeigt und optimiert. Die dadurch geschaffene Unternehmenstransparenz erlaubt eine verursachungsgerechte Verrechnung und Kalkulation von Kosten und Leistungen.

2.3 Fazit: Integrierte Klinische Behandlungspfade

Zusammenfassend lässt sich feststellen, dass Integrierte Klinische Behandlungspfade ein geeignetes Instrument zur Unterstützung einer prozessorientierten Ausrichtung der medizinischen Leistungserbringung sind, weil durch sie nicht nur die integrierte Betrachtung der notwendigen Einzelleistungen bei der Patientenbehandlung gefördert, sondern auch eine komplette Abbildung und Kalkulation eines indikationsbezogenen Leistungspakets erstellt wird. Der Behandlungs- und Genesungsprozess des einzelnen Patienten tritt in den Mittelpunkt aller Überlegungen.

Durch die genaue Beschreibung der kompletten Behandlungsleistung eines speziellen Patiententyps wird der gesamte Leistungsumfang transparent. Dadurch ist es möglich, die Behandlungsqualität zu erfassen und zu sichern (Qualität), den Behandlungsprozess zu optimieren und zu steuern (Zeit) und den erforderlichen Ressourceneinsatz für die Leistungserbringung zu ermitteln und zu steuern (Kosten).

3 Entwicklung eines Modellprojekts Integrierte Versorgung

Das primäre Ziel diese Kapitels ist, anhand einer exemplarischen Darstellung (Modellprojekt) die Entwicklung eines Integrierten Klinischen Behandlungspfads einschließlich der Kalkulation einer Komplexpauschale sowie eine mögliche Vorgehensweise zur Erstellung eines Gesamtkonzeptes gemäß §§ 140a ff. SGB V als Verhandlungsgrundlage mit den Kostenträgern aufzuzeigen.

Zur Verdeutlichung der Vorgehensweise befindet sich zu Beginn des Kapitels eine Beschreibung der Ausgangslage, der Zielsetzung und die daraus resultierende Projektumsetzung, gegliedert nach Schritten. Falls Sie nur einzelne Teilschritte lesen möchten, können Sie sich anhand des Projektumsetzungsplans orientieren.

3.1 Ausgangslage des Modellprojekts

Das im Rahmen dieser Ausführungen exemplarisch beschriebene Musterkrankenhaus hat sich zum Ziel gesetzt, zur ökonomischen Gesamtsicherung des Unternehmens eine interne Umstrukturierung im Bereich der Chirurgie vorzunehmen. Dies erfolgt u.a. vor dem Hintergrund, dass zunehmend chirurgisch erbrachte Leistungen nach § 115b SGB V in den ambulanten Bereich verlagert werden. Vor diesem Hintergrund liegt der Hauptfokus in diesem Projekt auf der Entwicklung eines neuen Versorgungskonzepts auf der Grundlage der §§ 140a ff. SGB V im Bereich der integrativen operativen Chirurgie.

Bei dem Musterkrankenhaus handelt es sich um ein Haus der Regelversorgung mit ca. 200 Betten, in der jährlich ca. 8500 Patienten in den Fachabteilungen Medizinische Klinik, Klinik für Allgemein-, Unfall- und Visceralchirurgie, Klinik für Frauenheilkunde und Geburtshilfe, Klinik für Radiologie und Nuklearmedizin sowie Klinik für Anästhesie und Intensivmedizin versorgt werden.

Der Chefarzt der chirurgischen Klinik ist nach § 95 SGB V ermächtigt, vertragsärztliche Leistungen zu erbringen.

Das Krankenhaus in Musterstadt hat im Bereich der Chirurgie vier Hauptzuweiser, mit denen bereits vor Beginn des Modellprojekts Anbahnungsgespräche mit der Fragestellung einer möglichen Kooperation im Hinblick auf ein integriertes Versorgungsprojekt geführt wurden.

3.2 Zielsetzung des Modellprojekts

Das Hauptziel des Modellprojekts ist die Entwicklung und Umsetzung eines integrativen Versorgungskonzepts für GKV-Patienten mit dem Krankheitsbild Leisten-/Schenkelhernie.

Hierdurch erhoffen sich die Kooperationspartner bestehende organisatorische Schnittstellenproblematiken abzubauen, sowie einen Weg zur Steigerung der Wirtschaftlichkeit und Qualität beschreiten zu können. Um sich dem Gesamtziel der Umsetzung eines integrierten Versorgungskonzeptes schrittweise nähern zu können, entwickelten die Kooperationspartner einen Projektumsetzungsplan mit Haupt- und Teilprojektphasen.

Als Hauptprojektphasen werden folgende fünf Fragestellungen definiert:

1. *Welche Kooperationsform eignet sich für das Modellprojekt?*
2. *Welche Methode eignet sich, einen Gesamtüberblick über den Sektoren übergreifenden Behandlungsablauf zu geben?*
3. *Welche Möglichkeiten bestehen, einen Sektoren übergreifenden Behandlungsablauf zu kalkulieren?*
4. *Welche Instrumente sind zur wirtschaftlichen Steuerung einer integriert erbrachten medizinischen Leistung notwendig?*
5. *Wie ist ein verhandlungsfähiges Gesamtkonzept für den Kostenträger aufzubauen?*

3.3 Projektumsetzung

Entsprechend den fünf Leitfragen wird zur Projektumsetzung ein detaillierter Projektplan mit Haupt- und Teilschritten entwickelt *(Tab. 9)*.

Tabelle 9: Projektumsetzungsplan

Hauptprojekt-phase	Teilprojekt-phase	Inhalt	Verantwort-lichkeit	Dauer
Schritt Nr. 1		Definition der Kooperation im Rahmen des Modellprojekts		
Schritt Nr. 2		Praxisorientierter Ansatz zur Entwicklung eines IKB		
	Teilschritt 1	Bewertung des unternehmerischen Risikos		
	Teilschritt 2	Praktische Umsetzung		
Schritt Nr. 3		Praxisorientierter Ansatz zur Kalkulation eines IKB		
	Teilschritt 1	Erwartungshaltung der Kooperationspartner an die Kalkulation		
	Teilschritt 2	Preisbildung durch den Markt		
	Teilschritt 3	Preisbildung durch eine Zielkostenrechnung		
	Teilschritt 4	Preisbildung durch eine Prozesskostenrechnung		
Schritt Nr. 4		Entwicklung von Controllingstrukturen		
	Teilschritt 1	Aufbau von Controllingstrukturen		
	Teilschritt 2	Entwicklung von Controllingpunkten und Kennzahlen		
	Teilschritt 3	Entwicklung von Budgetstrukturen		
	Teilschritt 4	Berichtswesen		
	Teilschritt 5	EDV technische Controllingstrukturen		
Schritt Nr. 5		Entwicklung eines Gesamtkonzeptes		

Die Umsetzung eines integrierten Versorgungsprojekts erfordert ein Vorgehen nach den Regeln eines professionellen Projektmanagements. Das bedeutet, dass die einzelnen Projektschritte mit Verantwortlichkeiten und einer Zeitplanung mit Endterminen hinterlegt werden müssen.

Hierzu kann die Projektplanungstabelle als Orientierungsvorlage genutzt werden.

Schritt Nr. 1: Definition der Kooperation im Rahmen des Modellprojekts

Definition der Kooperation im Rahmen des Modellprojekts

Die Modellkooperation ist ein Zusammenschluss von rechtlich und wirtschaftlich selbstständigen Unternehmen unterschiedlicher Versorgungsstufen zur Erbringung einer integrativen operativen Versorgung.

Die Kooperation der Teilnehmer im Rahmen des Modellprojektes zeichnet sich durch folgendes Merkmal aus:

Freiwillige integrative Zusammenarbeit

Basis der freiwilligen, integrativen Zusammenarbeit der Kooperationsteilnehmer ist die in Punkt 3.1 beschriebene Ausgangssituation. Um zukünftig eine integrative, operative Behandlungsmöglichkeit für Patienten mit dem Krankheitsbild Leisten-/Schenkelhernie sicherzustellen, wollen folgende Leistungserbringer gemäß § 140b SGB V eine freiwillige integrative Versorgungsform gründen:

- St. Lukas Krankenhaus in Musterstadt,
- Chefarzt der Chirurgie (Ermächtigung) am St. Lukas Krankenhaus in Musterstadt,
- zwei Fachärzte für Innere Medizin und zwei Fachärzte für Allgemeinmedizin mit Niederlassungssitz im Musterbezirk.

Die Antriebsfeder der Kooperationsgründung ist das St. Lukas Krankenhaus in Musterstadt.

Die Auswahl der Kooperationspartner findet vor dem Hintergrund der medizinischen Anforderungen und bereits bestehender Kooperationen statt.

Hierbei ist zu bedenken, dass bereits in diesem Schritt auf eine Sicherstellung der gegenseitigen Vertretbarkeit in den einzelnen Fachdisziplinen zur Sicherung der medizinischen Versorgung geachtet wird.

Um zulassungsrechtliche Komplikationen auf Seiten der Vertragsärzte zu vermeiden, wird innerhalb des Modellprojektes beschlossen, nur solche Kooperationspartner aufzunehmen, die eine vertragsärztliche Zulassung im Musterbezirk besitzen.

Vor dem Hintergrund der zukünftigen Projektsteuerung und -umsetzung bilden die Kooperationspartner eine Projektleitungsgruppe mit folgenden Teilnehmern:

- Kaufmännischer Leiter des St. Lukas Krankenhaus in Musterstadt,
- Chefarzt der Chirurgie (Ermächtigung) am St. Lukas Krankenhaus in Musterstadt,
- Facharzt für Innere Medizin,
- Facharzt für Allgemeinmedizin,
- Externer Berater.

Das Modellprojekt ist eine Kooperation mit vertikaler Ausrichtung. Der Sinn der Kooperation liegt in der Schließung einer Arbeitsallianz zwischen den Leistungserbringern der unterschiedlichen Versorgungsstufen mit dem Ziel einer optimalen, integrativen, operativen Versorgung.

Schritt Nr. 2: Praxisorientierter Ansatz zur Entwicklung eines Integrierten Klinischen Behandlungspfades

Teilschritt Nr. 1: Bewertung des unternehmerischen Risikos

Ein wichtiger Teilschritt ist eine Bewertung des unternehmerischen Risikos vorzunehmen. Im Rahmen der Integrierten Versorgung kann hierzu eine Fallzahlanalyse durch die Kooperationspartner vorgenommen werden.

Zeigen die Ergebnisse der Fallzahlanalyse, dass das Fallspektrum vordergründig keinen ökonomischen Zusatznutzen für einzelne Kooperationspartner bringt, so enden viele Projekte an diesem Punkt, ohne eine transsektorale Kalkulation der Leistung vorgenommen zu haben. Oftmals zeigt sich in der Praxis, dass Projekte, die auf den ersten Blick für einen Kooperationspartner nicht interessant scheinen, durch einen Zusatzerlöse aus der Innenfinanzierung durchaus interessant werden können. Aus diesem Grund ist es ratsam, eine Beurteilung der Ertragssituation nur vor dem Hintergrund einer gemeinsamen strategischen Zielausrichtung der Kooperation im ausgesuchten Leistungsfeld vorzunehmen.

Generell ist bei der Analyse und Bewertung der Fallspektren immer die Kluft zwischen den externen makroökonomischen Anforderungen der Kostenträger und den internen mikroökonomischen Anforderungen der Kooperationspartner zu überwinden.

Externe makroökonomische Anforderungen	Interne mikroökonomische Anforderungen
Ein integriertes Versorgungsprojekt ist für einen Kostenträger von besonderem Interesse, wenn das Patientenkollektiv ausreichend groß ist.	Ein integriertes Versorgungsprojekt ist für die Kooperationspartner von besonderem Interesse, wenn im ersten Schritt das Patientenkollektiv betriebswirtschaftlich unkritisch ist.
Nur vor diesem Hintergrund rechnet sich zusätzlicher administrativer Aufwand und können Einsparungen realisiert werden.	Nur vor diesem Hintergrund kann das betriebswirtschaftliche Risiko bei Scheitern der Kooperation möglichst gering gehalten werden.

Zur Bewertung des unternehmerischen Risikos für integrierte Versorgungsprojekte kann eine Orientierung wie folgt hilfreich sein:

Hohes Risiko	Geringes Risiko
Hohe Fallmenge	Kleine Fallmenge mit möglichem Steigerungspotential
Ausgliederung einer großen Anzahl von Leistungen aus dem Budget	Abdeckung der Mehrerlöse durch IV
	oder Ausgliederung einer geringen Anzahl von Leistungen aus dem Budget
Hohe Komplexität der Leistungserbringung	Geringe Komplexität der Leistungserbringung
Hohe Komorbidität des Patientenspektrums	Geringe Komorbidität des Patientenspektrums

Letztlich müssen die einzelnen Kooperationspartner vor dem Hintergrund ihres gesamten Leistungsportfolios eine Bewertung ihres unternehmerischen Risikos vornehmen.

Teilschritt Nr. 2: Praktische Umsetzung

Für die praktische Anwendung der in Kapitel 2.1.4 beschriebenen Kombinationsmethode wird im Rahmen des Modellprojekts ein Ablaufplan erstellt, der sich in zwei Phasen gliedert:

- Vorbereitungsphase,
- Umsetzungsphase.

Die nachfolgende Graphik bietet einen Überblick zur inhaltlichen Grobplanung der Vorbereitungsphase *(Abb. 4)*:

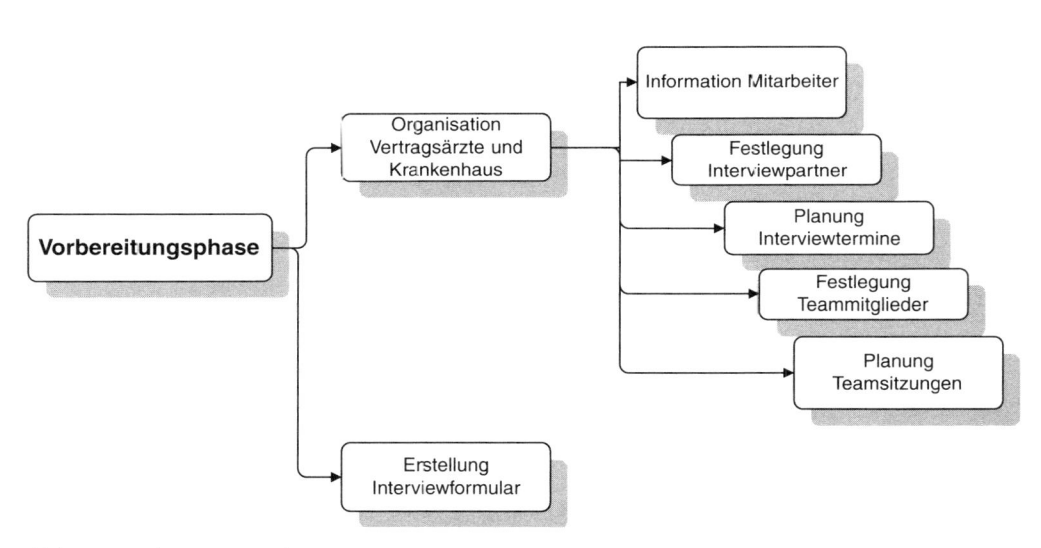

Abb. 4: Vorbereitungsphase

Vorbereitungsphase

Organisation Vertragsärzte/Krankenhaus

Zur Vorbereitung auf das Projekt sind in einem ersten Schritt im Rahmen einer Projektstartsitzung die Führungskräfte der einzelnen Bereiche und die Mitarbeiter aller am Leistungserstellungsprozess beteiligten Berufsgruppen über den Projektinhalt sowie das geplante Vorgehen, d.h. die Durchführung von Interviews und Teamsitzungen durch die Projektleitungsgruppe, zu informieren.

Interviewpartner im Rahmen des Modellprojekts

- Vertragsärzte Allgemeinmedizin,
- Vertragsärzte Innere Medizin,
- Arzthelferinnen,
- Mitarbeiter Patientenaufnahme,
- Chefarzt Anästhesie,
- Leitung Pflegedienst OP,
- Mitarbeiter Radiologie,
- Leitung Labor,
- Mitarbeiter internistischer Pflegedienst,
- Chefarzt Chirurgie,
- Leitung Pflegedienst Station.

Interviewtermine im Rahmen des Modellprojekts

Generell ist es sinnvoll für Einzelinterviews ein maximales Zeitfenster von ca. 45 – 60 Min. zu planen. Diese Zeitfenster können selbstverständlich je nach Einbindungsgrad schwanken.

Die nachfolgende Tabelle zeigt die geplanten Zeitfenster der Interviews des Modellprojekts *(Tab. 10)*:

Tabelle 10: Geplante Interviewzeitfenster

Gesprächspartner niedergelassener Bereich	Zeitplan
Fachärzte für Allgemeinmedizin	45 Min.
Arzthelferinnen	30 Min.
Fachärzte für Innere Medizin	45 Min.
Arzthelferinnen	30 Min.

Gesprächspartner Krankenhausbereich	Zeitplan
Mitarbeiter Patientenaufnahme	30 Min.
Chefarzt Anästhesie	45 Min.
Leitung Pflegedienst OP	45 Min.
Mitarbeiter Radiologie	30 Min.
Leitung Labor	30 Min.
Mitarbeiter Internistischer Pflegedienst	30 Min.
Chefarzt Chirurgie	60 Min.
Leitung Pflegedienst Station	60 Min.

Teammitglieder im Rahmen des Modellprojekts

- Vertragsärzte Allgemeinmedizin,
- Vertragsärzte Innere Medizin,
- Arzthelferinnen,
- Chefarzt Chirurgie,
- Chefarzt Anästhesie,
- Leitung Pflegedienst OP,
- Leitung Pflegedienst Station,
- Leitung Labor,
- Kaufmännischer Leiter,
- Assistenzarzt Chirurgie.

Teamsitzungstermine im Rahmen des Modellprojekts

In der Praxis zeigt sich, dass die Anzahl und die Länge von Teamsitzungen je nach Diskussions- und Klärungsbedarf im Hinblick auf die zu bearbeitenden Themen sehr variieren können. Zusätzliche Einflussfaktoren stellen die unterschiedlichen Erfahrungswerte der Teammitglieder in Bezug auf das zielorientierte Arbeiten in einer Gruppe dar. Aus diesem Grund lassen sich nur schwer Richtwerte für die Dauer und die Anzahl erforderlicher Teamsitzungen verbindlich festlegen.

Im Rahmen des Modellprojekts werden drei Teamsitzungen mit einem Zeitfenster von je 180 Min. geplant. Aus ökonomischen Gründen wird die Teilnahme der niedergelassenen Kooperationspartner auf zwei Teamsitzungen reduziert *(Tab. 11)*.

Tabelle 11: Geplante Zeitfenster für die Teamsitzungen

Teammitglieder Krankenhaus	Zeitplan
Chefarzt Chirurgie	180 Min.
Chefarzt Anästhesie	180 Min.
Leitung Pflegedienst OP	180 Min.
Leitung Pflegedienst Station	180 Min.
Leitung Labor	180 Min.
Kaufmännischer Leiter	180 Min.
Assistenzarzt Chirurgie	180 Min.

Teammitglieder Vertragsärzte	Zeitplan
Fachärzte für Allgemeinmedizin	180 Min.
Arzthelferinnen	180 Min.
Fachärzte für Innere Medizin	180 Min.
Arzthelferinnen	180 Min.

Erstellung Interviewformular

Zur Durchführung eines teilstandardisierten Interviews ist es erforderlich, ein Interviewformular zu entwickeln.

Zweckdienlich ist es, das Formular so zu gestalten, dass sich die Komplettleistung bereits in Teilprozesse gliedert.

Dadurch wird einerseits ein strukturierter Interviewaufbau gewährleistet, der es ermöglicht den bisherigen Ist-Behandlungsablauf ausführlich zu erfassen und zu dokumentieren. Andererseits wird die Anwendbarkeit des Formulars auf alle zu befragenden Berufsgruppen unterstützt.

Darüber hinaus ist es möglich, den Leistungsumfang einer Profession direkt den jeweiligen Teilprozessen zuzuordnen, d.h. die Erhebung der Leistungen im Sinne von Bündelung der Einzelleistungen zu Leistungseinheiten (Modulen).

Im Rahmen des Modellprojekts beinhaltet das Interviewformular folgende Teilprozesse:

- Kontakt Vertragsarzt (vorstationär),
- Erstkontakt Krankenhaus (vorstationär),
- Aufnahmeverfahren,
- Diagnostik,
- OP-Vorbereitung,
- OP-Leistung,
- Behandlung (postoperativ, 1.Tag),
- Behandlung (postoperativ, 2. Tag),
- Entlassung,
- Kontakt Vertragsarzt (nachstationär).

Die anschließende Graphik stellt die Teilprozesse mit der gewählten Nummerierung von 0 – 9 sowie die fortlaufende Nummerierung der Unterpunkte entsprechend der Module (Leistungseinheiten einer Berufsgruppe) dar *(Abb. 5)*.

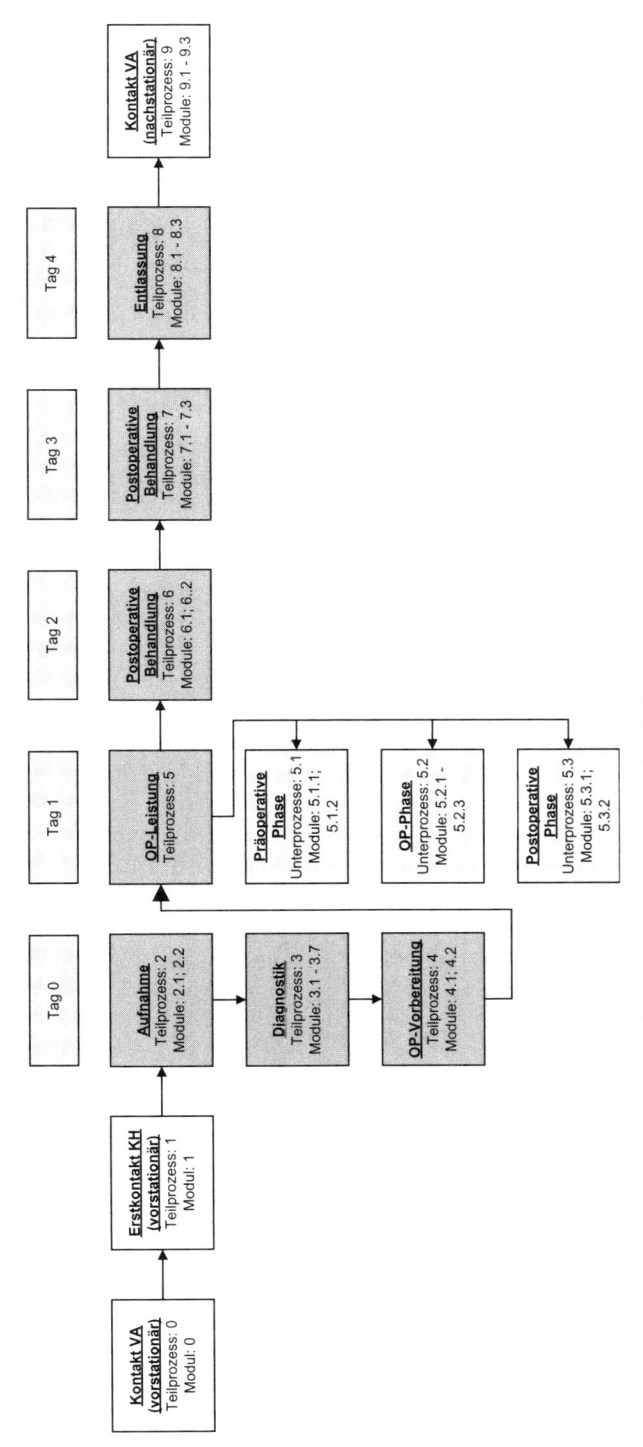

Abb. 5: Modulkennzeichnung und Teilprozessnummerierung des IKB

Die nachfolgende Abbildung zeigt einen Ausschnitt des im Rahmen des Modellprojekts entwickelten Interviewformulars für den Teilprozess 4, OP-Vorbereitung, Module 4.1 und 4.2 *(Abb. 6)*.

Aus der Abbildung wird ersichtlich, dass jedem Teilprozess inhaltlich die gleichen Fragestellungen zu Grunde gelegt werden, mit dem Ziel, Informationen zum Umfang, Ablauf, Ressourceneinsatz, Ort der Leistungserbringung sowie der Zuständigkeit, Ausprägung und Dokumentation zu erhalten.

Bezüglich der Tätigkeiten sind folgende Informationen zu erfassen:

- Was wird gemacht, d.h. was für Maßnahmen/Tätigkeiten werden erbracht?
- Welcher Materialverbrauch fällt an?
- Wie viel Zeit ist für die Erbringung der Leistungen erforderlich?
- Wer erbringt die Leistungen und ist verantwortlich?
- Wann und in welcher Reihenfolge werden die Leistungen erbracht?
- Wo werden die Leistungen erbracht?
- Welcher Anteil, d.h. in welcher Ausprägung werden die Leistungen durchgeführt?
- Wie werden die Leistungen dokumentiert?

Unter Anmerkungen können zusätzliche Informationen zu möglichen Problembereichen im Arbeitsprozess sowie Verbesserungsvorschläge durch den Mitarbeiter festgehalten werden.

Sinnvoll ist es, die aufzunehmenden Daten direkt während des Interviews EDV-basiert zu erfassen.

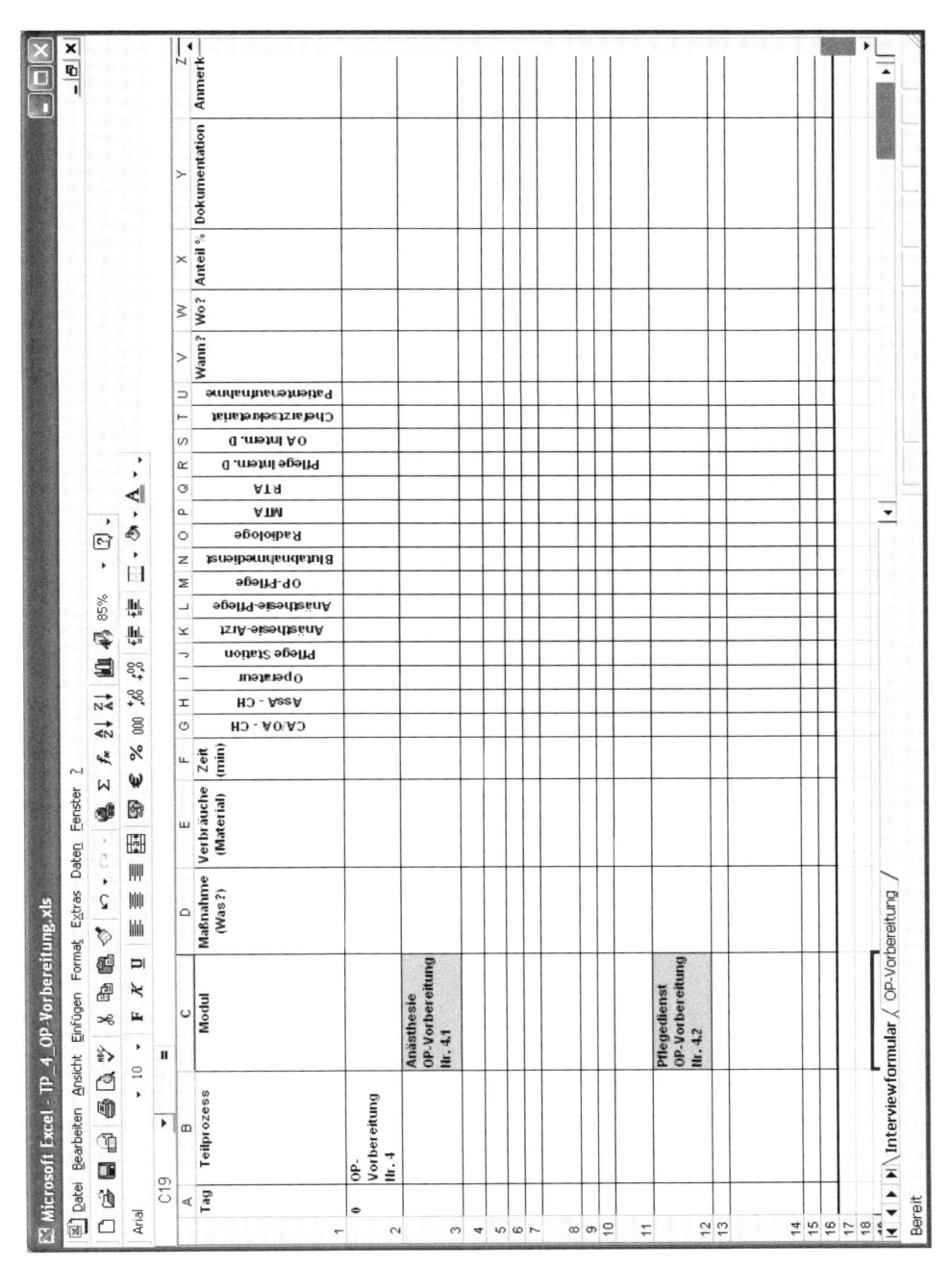

Abb. 6: Ausschnitt Interviewformular

Umsetzungsphase

Die Graphik stellt die inhaltliche Grobplanung der Umsetzungsphase dar *(Abb. 7)*.

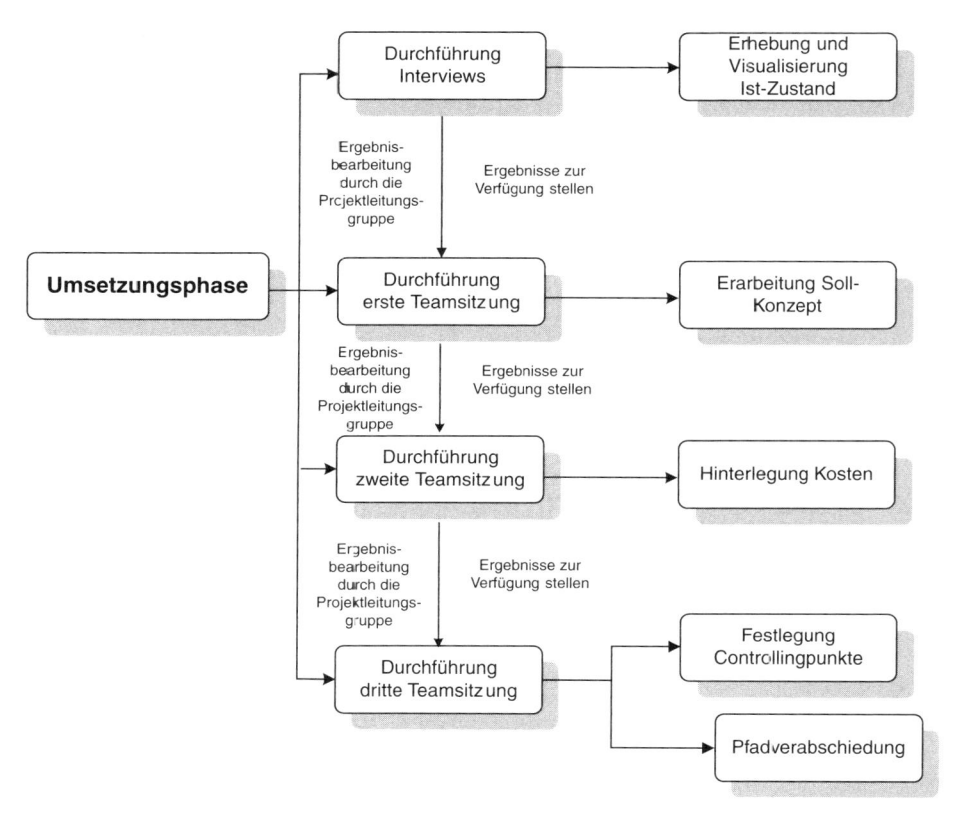

Abb. 7: Umsetzungsphase

In der Praxis hat sich gezeigt, dass eine Ist-Analyse am aussagekräftigsten ist, wenn sie gemeinsam mit einer außenstehenden neutralen Person durchgeführt wird. Unter Berücksichtigung dieser Erkenntnis werden im Modellprojekt die Interviews mit den Gesprächspartnern der einzelnen Arbeitsbereiche durch einen externen Berater geführt. Hierbei dient das Interviewformular als Instrument um Fragen zielgerichtet zu formulieren und die gewonnenen Informationen zeitgleich zu protokollieren.

Es ist ratsam, den einzelnen Gesprächspartnern im Nachgang an das Interview die Möglichkeit zu geben, die aufgenommenen Informationen zu überprüfen und direkt auf evtl. Unklarheiten einzugehen.

Nach Abschluss der Einzelinterviews werden die erhobene Daten von einem Mitglied der Projektleitungsgruppe in einem ersten Flussdiagramm visualisiert und danach den Teammitgliedern zur Vorbreitung auf die erste Sitzung als Diskussionsgrundlage zusammen mit den dazugehörigen Tabellen zur Verfügung gestellt.

Generell müssen Teamsitzungen gut geplant, vorbereitet und moderiert werden, um das angestrebte Ziel erreichen zu können. Für die Moderation kann ein externer Berater oder ein hierin erfahrener Mitarbeiter des Unternehmens herangezogen werden. Erforderliche Materialien, wie z.B. Beamer oder Flipchart, müssen zur Verfügung stehen.

Im Rahmen des Modellprojekts ist das Ziel der ersten Teamsitzung eine Konzeption und Definition des Soll-Behandlungsprozesses auf Basis des erhobenen und aufbereiteten Ist-Prozesses. Die während der ersten Teamsitzung aufgenommenen Vorschläge, Ideen und Ergebnisse werden durch ein Mitglied der Projektleitungsgruppe aufgenommen, aufgearbeitet und im Vorfeld der zweiten Sitzung den Teammitgliedern zur Verfügung gestellt.

Die zweite Teamsitzung dient der Hinterlegung des konsentierten Soll-Behandlungskonzeptes mit Kostensätzen. Wieder werden Vorschläge, Ideen und Ergebnisse dieser Sitzung durch ein Mitglied der Projektleitungsgruppe aufgenommen, aufgearbeitet und im Vorfeld der dritten Sitzung den Teammitgliedern zur Verfügung gestellt.

Anmerkung: Handelt es sich bei dem erfassten Zeitbedarf für die einzelnen Leistungsmodule um Schätzwerte, sollte zur Konkretisierung dieser eine Überprüfung mittels elektronischer Tätigkeitsanalyse (E.T.A) erfolgen um eine Verzerrung der Personalkostensätze zu vermeiden.

In der dritten Teamsitzung werden Ergebnisindikatoren u.a. in Bezug auf die medizinische Qualität, die Kosten, die Zeiten und das Dokumentationsverhalten hinsichtlich der Leistungserbringung definiert und in entsprechenden messbaren Controllingpunkten fixiert. Näheres hierzu siehe Schritt Nr. 4 Teilschritt Nr. 2.

Auf den nachfolgenden Seiten werden Teilausschnitte des erstellten Integrierten Klinischen Behandlungspfads des Modellprojekts beschrieben und dargestellt.

Der Pfad besteht neben der Diagrammversion (Flussdiagramm, erstellt mit dem Microsoft-Programm Visio) aus Tabellenblättern (Microsoft Excel), welche die Einzelleistungen und alle festgelegten Standardmaßnahmen zur Diagnostik und Therapie sowie weitere Informationen, z.B. Ressourcenverbrauch, Ort oder Zeitpunkt der Leistungserbringung, enthalten.

Daneben gibt es ein weiteres Dokument, das eine übergeordnete Pfadbeschreibung und allgemeine Pfaddaten enthält. Hierauf sind u.a. Pfadtitel, Pfaddefinition, Ein- und Ausschlusskriterien oder aber für die Leistungsdokumentation zu verwendende Diagnose- und Prozedurenkodes fixiert *(Tab. 12)*.

Zur graphischen Aufbereitung der Diagrammversion werden überwiegend genormte Symbole nach DIN 66001 genutzt.

Wesentliche Inhalte der Prozessschritte werden zusätzlich in den Sinnbildern visualisiert.

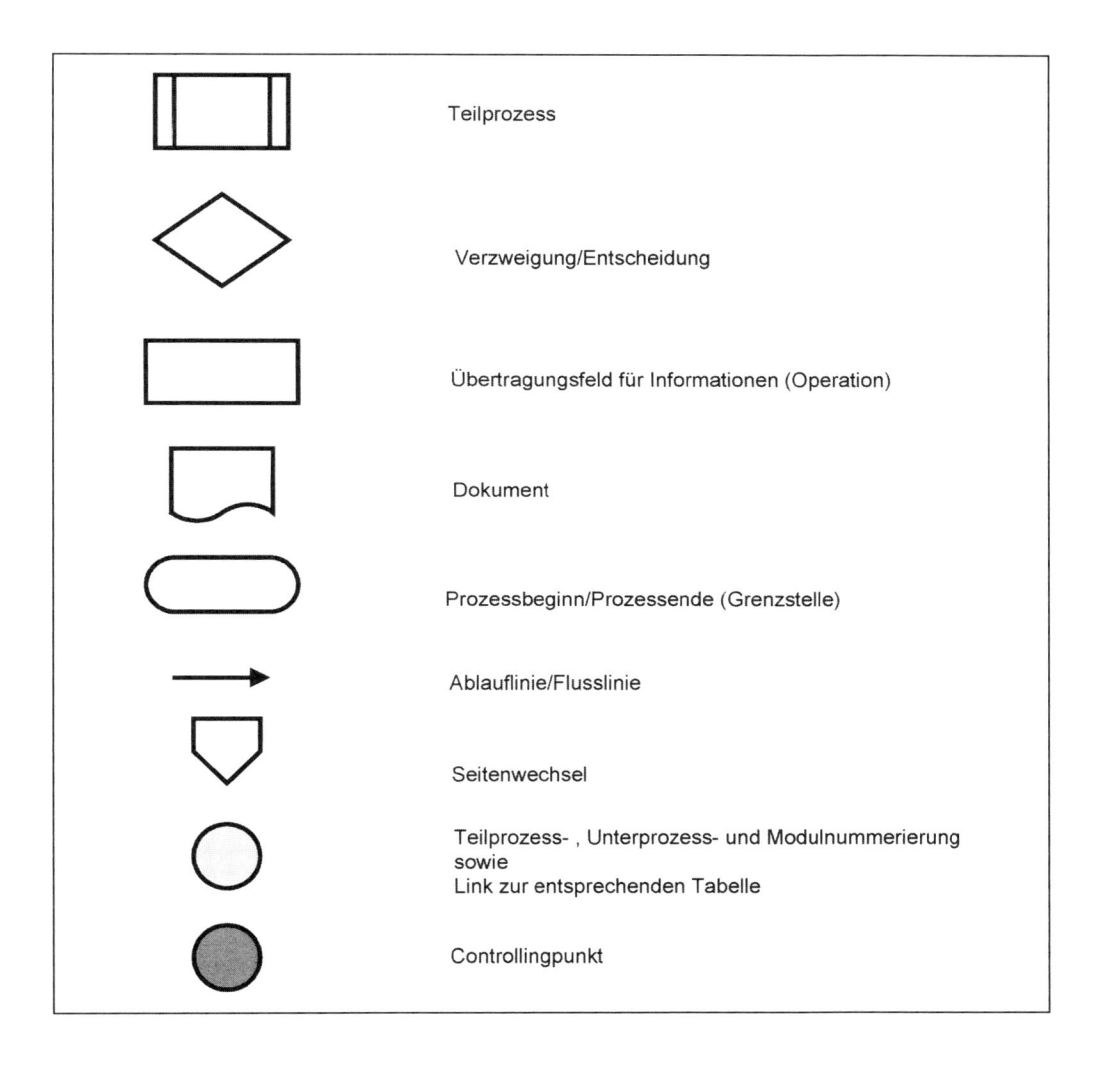

▭	Teilprozess
◇	Verzweigung/Entscheidung
▭	Übertragungsfeld für Informationen (Operation)
🗋	Dokument
⬭	Prozessbeginn/Prozessende (Grenzstelle)
→	Ablauflinie/Flusslinie
⬇	Seitenwechsel
○	Teilprozess-, Unterprozess- und Modulnummerierung sowie Link zur entsprechenden Tabelle
●	Controllingpunkt

Tabelle 12: Pfaddaten (eigene Abbildung, modifiziert nach Scheu [61])

Pfaddaten	
Integrierter Klinischer Behandlungspfad für Leisten-/Schenkelhernie	
Pfad-Nummer:	Modellprojekt Nr. 1
Pfad-Titel:	Hernia inguinalis, einseitig oder doppelseitig, inklusive Rezidiv Hernia femoralis, einseitig oder doppelseitig, inklusive Rezidiv
Pfaddefinition:	Alle Fälle von einseitiger oder doppelseitiger Herniotomie, inklusiv der Behandlung eines Rezidives mit laparoskopischer Versorgung der Hernie durch einen transabdominellen Zugang. (TAPP-Technik, Transabdominale Präperitoneale Technik)
Einschlusskriterien:	elektiver Eingriff laparoskopisch transperitoneale Versorgung, mit alloplastischem Material V.a. Leistenhernie V.a. Schenkelhernie Leistenhernie Schenkelhernie
Ausschlusskriterien:	Notfall-Eingriff Herniotomie bei Kindern und Jugendlichen < 20 Jahre Operationsverfahren: Offen chirurgisch Gerinnungsstörung (Blutungsübel) Herzinsuffizienz Grad NYHA III-IV Myocardinfarkt oder Apoplex innerhalb der letzten vier Wochen $\geq$ ASA III
Mögliche Zuordnung im G-DRG-System:	DRG: G09Z Text: Beidseitige Eingriffe bei Leisten und Schenkelhernien, Alter > 55 Jahre DRG: G24Z Text: Eingriffe bei Bauchwandhernien, Nabelhernien und anderen Hernien, Alter > 0 Jahre oder beidseitige Eingriffe bei Leisten- und Schenkelhernien, Alter > 0 Jahre und < 56 Jahre oder Eingriffe bei Leisten- und Schenkelhernien, Alter > 55 Jahre DRG: G25Z Text: Eingriffe bei Leisten- und Schenkelhernien, Alter > 0 Jahre oder Eingriffe bei Hernien, Alter < 1 Jahr

Tabelle 12: Pfaddaten (eigene Abbildung, modifiziert nach Scheu [61]) *(Forts.)*

Pfaddaten	
Diagnosecodes nach ICD-10-GM 2005	K40.00; K40.01; K40.20; K40.21; K40.30; K40.31; K40.90; K40.91 K41.0; K41.2; K41.3; K41.9
OPS Version 2005	5-530.31 ↔; 5-530.71 ↔; 5-531.31 ↔; 5-531.71 ↔ (Zusatzkennzeichen beachten)
Qualitätssicherung:	QM Outcome Monitoring Integrierte Versorgung – IKB Leisten-/Schenkelhernie
Pfadeigner:	Hier ist der Pfad-Verantwortliche einzutragen
Erstellungsdatum:	Hier ist das Erstellungs- und/oder Startdatum des Pfades einzutragen
Revisionsdatum:	Hier ist das Revisionsdatum zur evtl. Aktualisierung des Pfades einzutragen

Der visuelle Aufbau des Integrierten Klinischen Behandlungspfads gestaltet sich wie folgt *(Abb. 8)*:

- Das Flussdiagramm umfasst das Pfadübersichtsblatt und die graphische Detailbeschreibung für den kompletten Behandlungsprozess.
- Das Übersichtsblatt stellt den gesamten Behandlungsablauf vom definierten Pfadanfang bis zum festgelegten Pfadende auf einen Blick dar. Am linken Blattrand ist der Leistungsprozess chronologisch in Tagen dargestellt. Die stationäre Behandlungsleistung umfasst eine Gesamtverweildauer von vier Tagen. In der Mitte sind die einzelnen Teilprozesse mit der jeweiligen Bezeichnung und der fortlaufenden Nummerierung abgebildet. Die Ablaufreihenfolge ist durch Pfeilverbindungen zwischen den Teilprozessen gekennzeichnet.
- Links und rechts der Hauptgraphik sind die einzelnen Leistungsmodule mit der Bezeichnung der beteiligten Berufsgruppe, einer Kurzangabe des Leistungsinhalts und der Modulnummer den entsprechenden Teilprozessen zugeordnet.

Die detaillierte Pfadbeschreibung des Modellbehandlungspfads stellt sich wie folgt dar *(Abb. 8)*.

- In der Blattmitte ist der graphisch dargestellte Behandlungsvorgang mit den bereits beschriebenen Symbolen abgebildet.

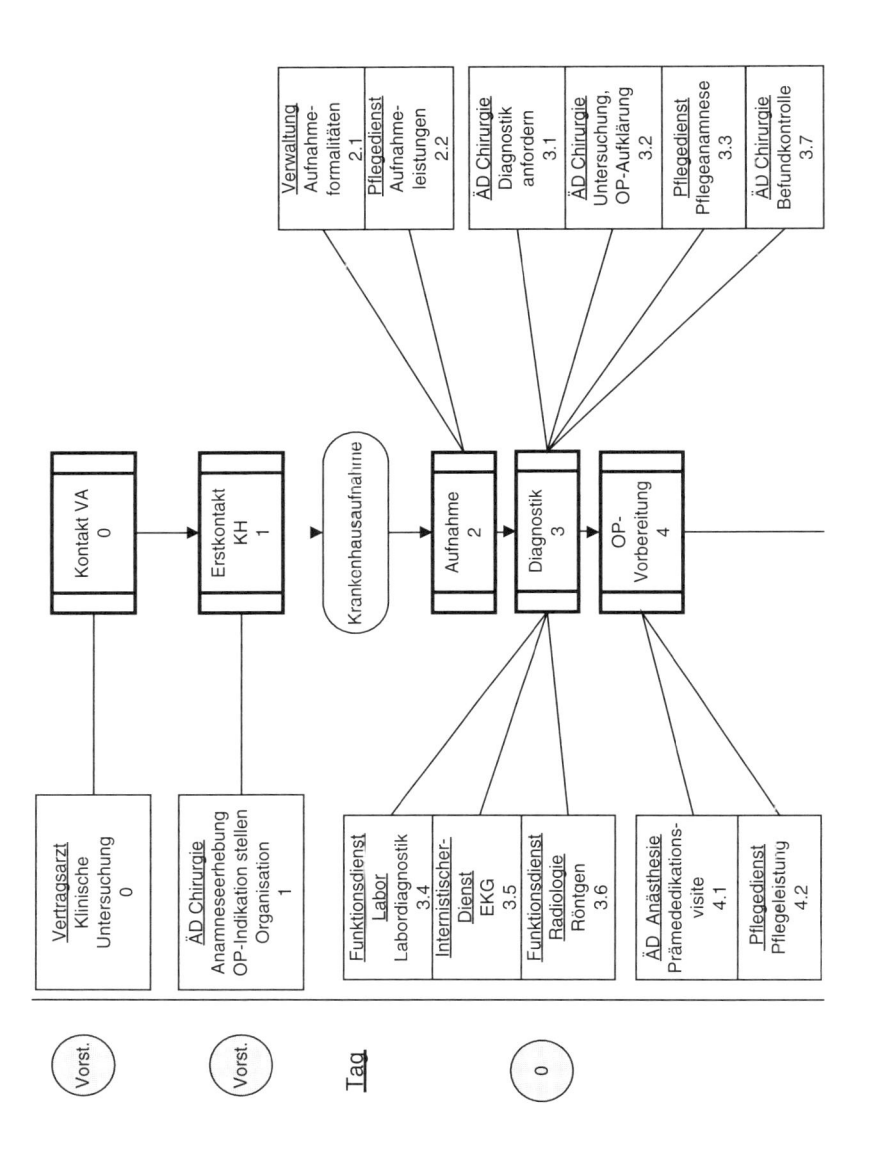

Entwicklung eines Modellprojekts Integrierte Versorgung

Verwaltung Aufnahmeformalitäten 2.1	ÄD Chirurgie Diagnostik anfordern 3.1	ÄD Chirurgie Untersuchung, OP-Aufklärung 3.2	Pflegedienst Pflegeanamnese 3.3	ÄD Chirurgie Befundkontrolle 3.7
Pflegedienst Aufnahmeleistungen 2.2				

Kontakt VA 0 → Erstkontakt KH 1 → (Krankenhausaufnahme) → Aufnahme 2 → Diagnostik 3 → OP-Vorbereitung 4 →

Vertragsarzt Klinische Untersuchung 0	ÄD Chirurgie Anamneseerhebung OP-Indikation stellen Organisation 1	Funktionsdienst Labor Labordiagnostik 3.4	ÄD Anästhesie Prämedikationsvisite 4.1
		Internistischer-Dienst EKG 3.5	Pflegedienst Pflegeleistung 4.2
		Funktionsdienst Radiologie Röntgen 3.6	

Vorst.   Vorst.   Tag   0

92

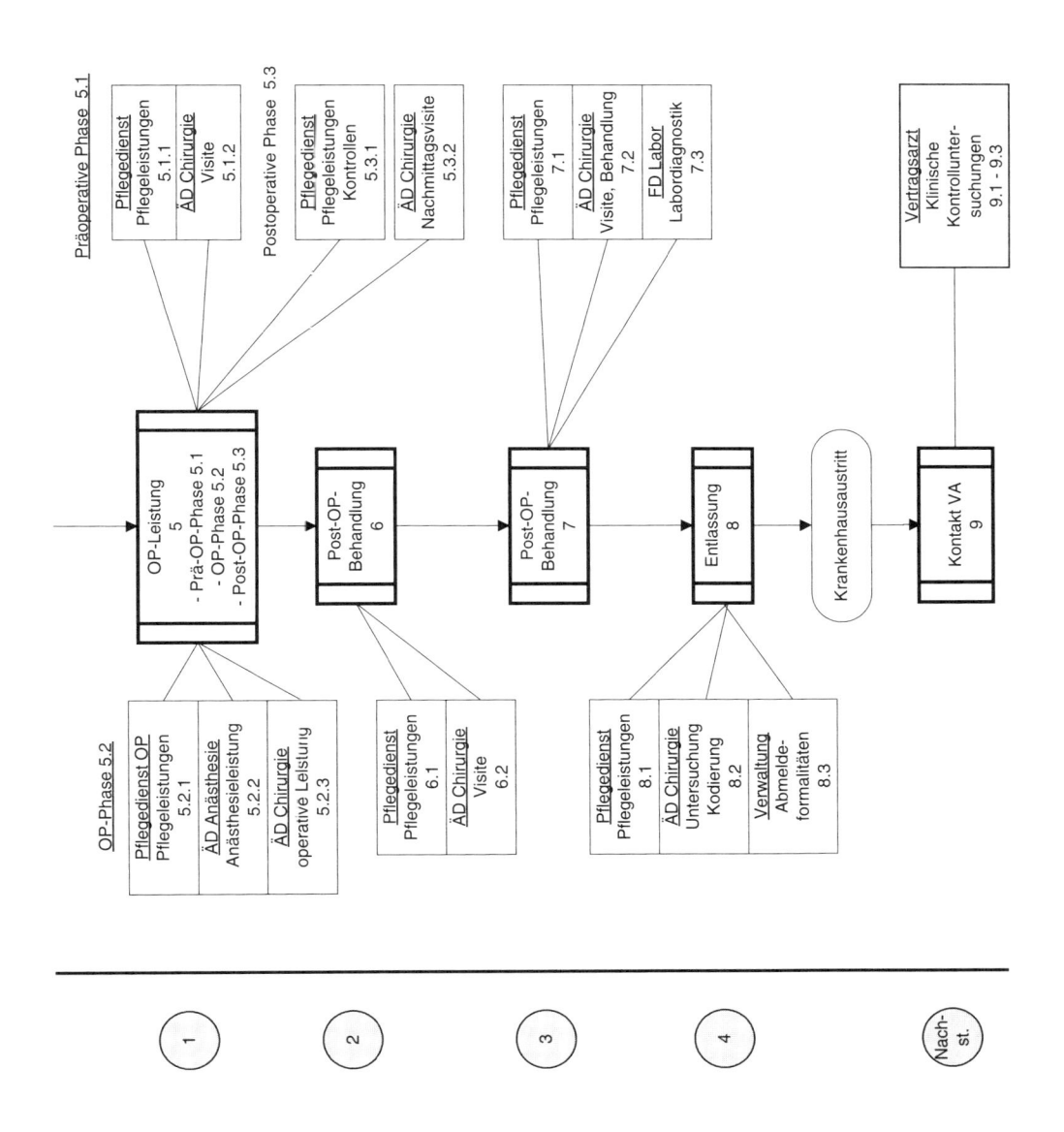

Entwicklung eines Modellprojekts Integrierte Versorgung

Präoperative Phase 5.1

| Pflegedienst Pflegeleistungen 5.1.1 | ÄD Chirurgie Visite 5.1.2 |

Postoperative Phase 5.3

| Pflegedienst Pflegeleistungen Kontrollen 5.3.1 | ÄD Chirurgie Nachmittagsvisite 5.3.2 |

OP-Leistung 5
- Prä-OP-Phase 5.1
- OP-Phase 5.2
- Post-OP-Phase 5.3

OP-Phase 5.2

| Pflegedienst OP Pflegeleistungen 5.2.1 | ÄD Anästhesie Anästhesieleistung 5.2.2 | ÄD Chirurgie operative Leistung 5.2.3 |

Post-OP-Behandlung 6

| Pflegedienst Pflegeleistungen 6.1 | ÄD Chirurgie Visite 6.2 |

Post-OP-Behandlung 7

| Pflegedienst Pflegeleistungen 7.1 | ÄD Chirurgie Visite, Behandlung 7.2 | FD Labor Labordiagnostik 7.3 |

Entlassung 8

| Pflegedienst Pflegeleistungen 8.1 | ÄD Chirurgie Untersuchung Kodierung 8.2 | Verwaltung Abmeldeformalitäten 8.3 |

Krankenhausaustritt

Kontakt VA 9

| Vertragsarzt Klinische Kontrolluntersuchungen 9.1 - 9.3 |

1 2 3 4 Nach-st.

93

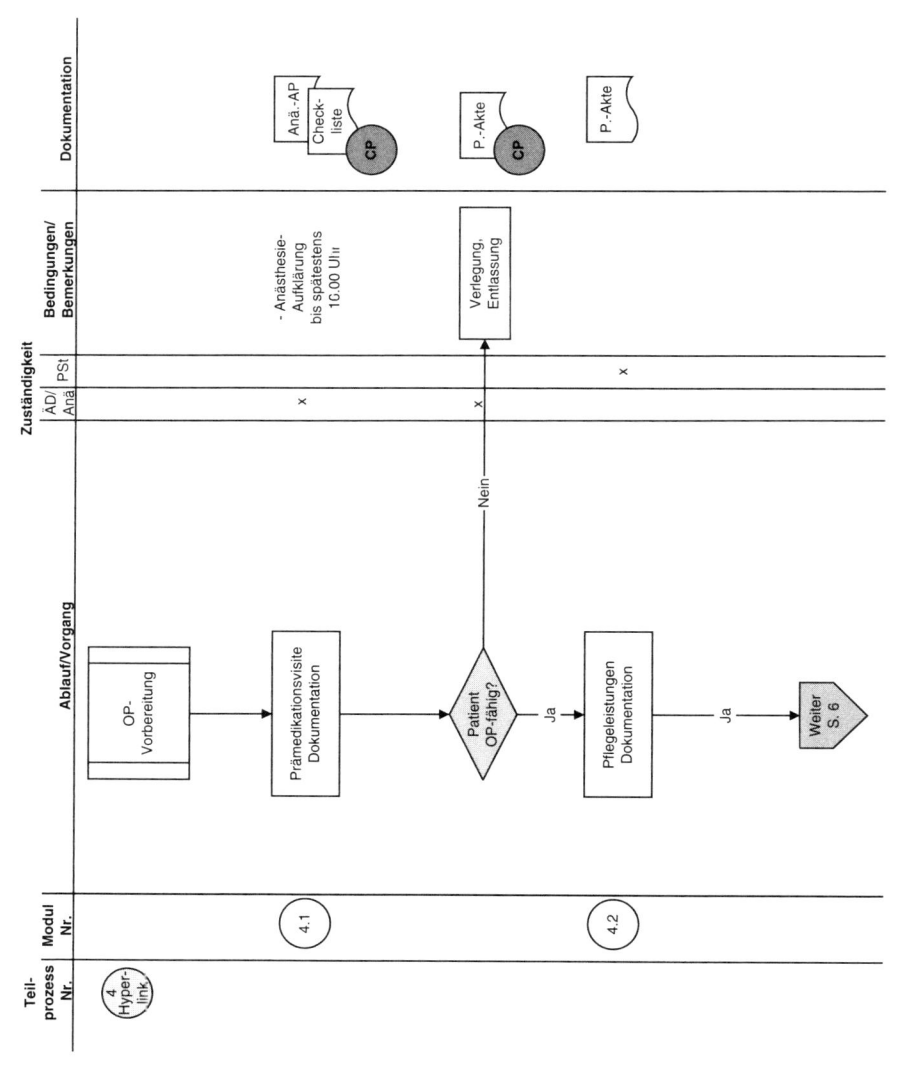

Entwicklung eines Modellprojekts Integrierte Versorgung

Abb. 8: Exemplarische Darstellung Pfadübersichtsblatt und Teilprozess Nr. 4

- Wesentliche Inhalte z.B. hauptsächliche Leistungen der verschiedenen Professionen sind in den Sinnbildern schriftlich fixiert.
- Die eingezeichneten Pfeilsymbole kennzeichnen den Behandlungsablauf.
- Links der Hauptgraphik sind zwei bzw. drei Spalten angeordnet, welche die Nummerierung für die Teilprozesse, die Unterprozesse und die Leistungsmodule enthalten.
- Rechts davon befinden sich weitere Spalten, in denen zusätzliche Informationen abgebildet sind. Zunächst ist die berufsbezogene Zuständigkeit der Leistungserbringung und die Verantwortlichkeit bei wesentlichen Fragestellungen/Entscheidungen aufgeführt.
- Daneben befinden sich in einer neuen Spalte (Bedingungen/Bemerkungen) Informationen, die für einen reibungslosen Ablauf der Behandlung oder aber auch bei einer Veränderung im Leistungsprozess relevant sind.
- Wo die verschiedenen Leistungen dokumentiert werden, entweder EDV-gestützt oder Papier basiert, ist in der äußeren rechten Spalte des Blattes (Dokumentation) aufgezeigt. Zusätzlich beinhaltet diese Spalte auch definierte Controllingpunkte.

Fazit

Die Anwendung einer Kombinationsmethode zur Erstellung eines Integrierten Klinischen Behandlungspfads ist neu. In derzeit vorliegenden Veröffentlichungen zu dieser Thematik finden sich keine Beiträge, die diese Vorgehensweise bereits beschreiben.

Deutschsprachige Publikationen zum systematischen Vorgehen bei der Pfaderstellung (Krankenhausbereich) berichten unterschiedlich detailliert darüber, dass die praktische Pfadarbeit mittels interdisziplinär zusammengesetzter Teams erfolgt. Als Beispiele können in diesem Zusammenhang Veröffentlichungen des Krankenhauses München-Schwabing [62], dem Kantonsspital Aarau (Schweiz) [63] oder die Ausführungen der Akademie für Management im Gesundheitswesen e.V. [64] genannt werden.

Anhand der durchgeführten Nutzwertanalyse hat sich gezeigt, dass die Einzelmethoden Dokumentenanalyse und Teamarbeit die höchsten Nutzwerte erzielt haben. Das bedeutet, dass beide Vorgehensweisen ein hohes Nutzenspotenzial in Bezug auf die hier genannten und zu Grunde gelegten Anforderungskriterien aufweisen. Dennoch erscheint die alleinige Anwendung nur einer der beiden Methoden suboptimal.

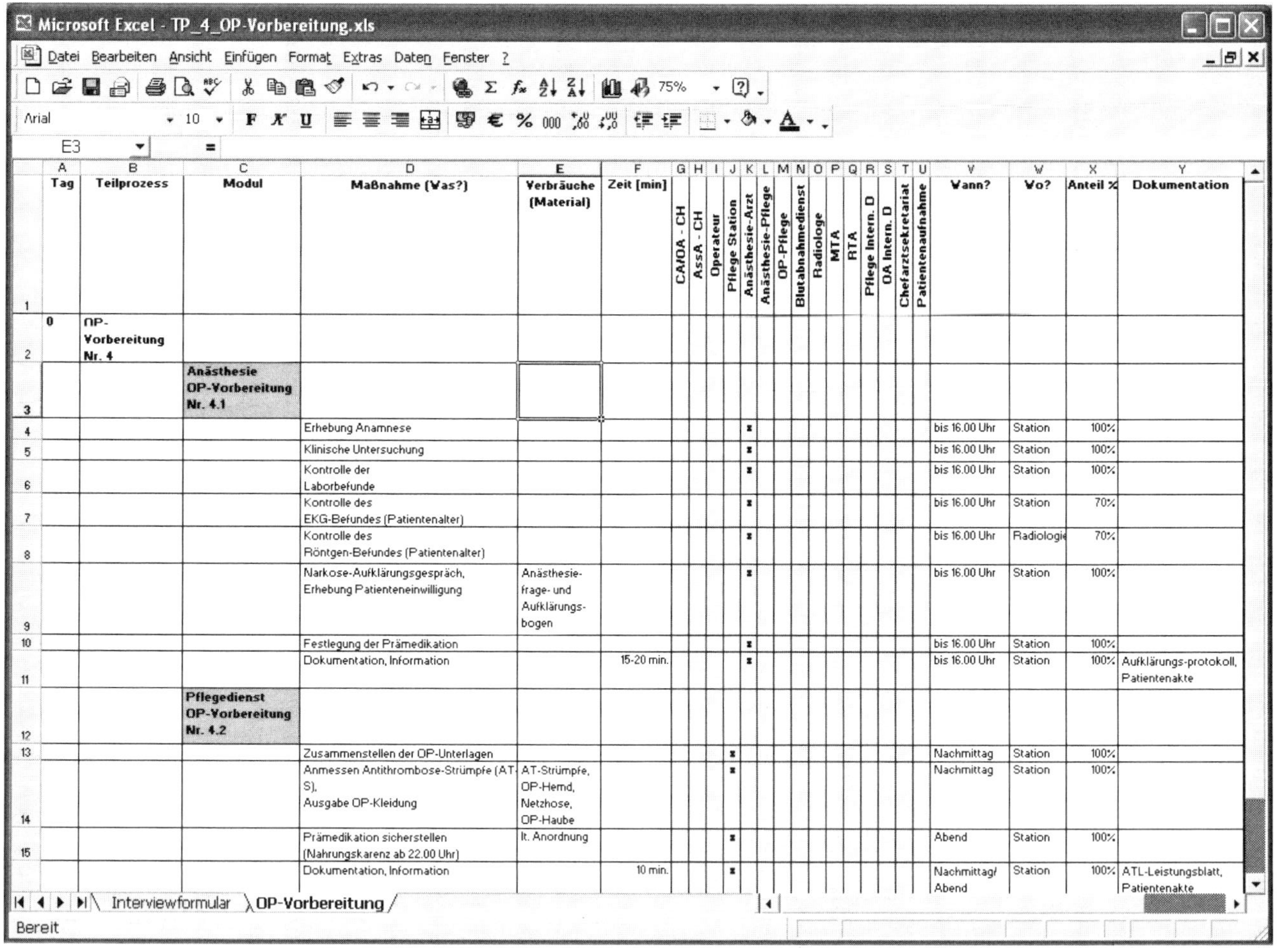

Entwicklung eines Modellprojekts Integrierte Versorgung

Abb. 9: Einzelleistungsübersicht Teilprozess Nr. 4

So werden zwar bei der Durchführung von Einzelinterviews Vertreter aller am Behandlungsprozess beteiligten Berufsgruppen befragt und dadurch aktiv in die Pfaderstellungsarbeit einbezogen, dennoch bleibt die Auseinandersetzung mit dem Prozess auf der jeweils Disziplin bezogenen Ebene. Erfahrungen und Expertise der einzelnen Professionen fließen mit ein, doch die interdisziplinäre Arbeit und Kommunikation und eine dadurch entstehende Gesamtprozessbetrachtung wird nicht unterstützt.

Eine beachtenswerte Stärke der Interviewtechnik ist darin zu sehen, dass bei der Durchführung von Interviews die beteiligten Mitarbeiter nicht alle gleichzeitig aus ihren Arbeitsbereichen abgezogen werden. Dies bedeutet eine geringere Belastung der eingesetzten Mitarbeiterressourcen hinsichtlich des Zeit- und Kostenaufwands. Die ausschließliche Erarbeitung eines IKB mittels Teamsitzungen lässt einen hohen Zeit- und damit Kostenaufwand vermuten.

Der gemeinsame Blickwinkel für den Prozess und die gemeinsame Zielorientierung, die bei der Anwendung von Teamsitzungen gefördert werden, stellen einen wesentlichen Vorteil dieser Vorgehensweise dar.

Betrachtet man nun die hier aufgezeigten Vor- und Nachteile der beiden Einzelmethoden, liegt der Schluss nahe, dass eine Kombination beider Möglichkeiten die idealtypische Lösung für ein systematisches Vorgehen bei der Erstellung eines IKB sein könnte.

Die maßgeblichen Argumente hierfür sind:

- Durch die Interviewtechnik zur Erhebung des aktuellen Ist-Behandlungsablaufs wird eine Darstellung aus allen entscheidenden Blickwinkeln heraus ermöglicht.
- Zielgerichtete Interviews gestatten die Erfassung einer verhältnismäßig großen Datenmenge in relativ kurzer Zeit. Die so gewonnenen Informationen erlauben es die anschließenden Teamsitzungen strukturiert und zielorientiert auszuführen.
- Zur Erarbeitung der Soll-Konzeption steht bereits aktuelles Datenmaterial zur Verfügung, auf das die Gruppe konstruktiv aufbauen kann.
- Durch die Kombination der beiden Möglichkeiten kommt es zu einer maximalen Ausnutzung der methodenimmanenten Vorteile.
- Die den beiden Methoden innewohnenden Schwächen werden durch eine sinnvolle und zweckdienliche Verknüpfung ausbalanciert.

In welcher Form die Beschreibung eines Behandlungspfades erfolgen sollte, ist nicht festgelegt.

Die Darstellungsweise kann verschieden sein und obliegt der jeweiligen Verantwortung der/des Pfadersteller(s). Wichtig ist, dass die gewählte Form im Konsens festgelegt wird und eine einfache, übersichtliche und sprachlich verständliche Aufbereitung die Arbeit mit dem Pfad erleichtert. Dadurch wird eine leichte Orientierung der Mitarbeiter im Umgang mit diesem Instrument und auch die Akzeptanz der Anwender demgegenüber unterstützt.

Die hauptsächlichen Gründe für die hier gewählte Darstellungsform sind darin zu sehen, dass den o.g. Anforderungen Rechnung getragen wird.

Auf dem Pfaddatenblatt sind alle wichtigen Informationen des IKB verzeichnet. Hierdurch wird ein schneller Überblick auch fachfremden Professionen u.a. zur Zuordnung des Krankheitsbildes im G-DRG-Sytem ermöglicht.

Das Pfadübersichtsblatt gestattet die Erfassung des gesamten Behandlungspfades auf einen Blick. Relevante Informationen u.a. zur Verweildauer, zu den Teilprozessen und den daran beteiligten Berufsgruppen sind sofort ablesbar.

Die detaillierte Pfaddarstellung zeigt dem Anwender plakativ alle relevanten Informationen auf. Der modulare Aufbau ermöglicht eine schnelle Orientierung.

Des weiteren unterstützt die gewählte Modulkennzeichnung das zügige Auffinden der jeweiligen Einzelmaßnahmen und weiterer Informationen in den dazugehörigen Tabellenblättern.

Schritt Nr. 3 Praxisorientierter Ansatz zur Kalkulation eines Integrierten Klinischen Behandlungspfades

Teilschritt Nr.1: Erwartungshaltung der Kooperationspartner an der Kalkulation

Bei der Kalkulation von integrierten Versorgungsprojekten sind durch die Kooperationspartner im wesentlichen zwei Hürden zu überwinden. Zum einen die unterschiedliche finanzwirtschaftliche Datenlage und zum anderen die sehr unterschiedlichen unternehmerischen Führungsstile.

Diese Tatsache lässt sich am besten an der Entwicklung der Kostenrechnungssyteme in der Krankenhauslandschaft und im Bereich der Vertragsärzte verdeutlichen. Die Einführung des G-DRG Systems in Deutschland bringt die Anforderungen mit sich, sukzessiv im Bereich der Krankenhauslandschaft eine Kostenträgerrechnung aufzubauen. Im Vertragsarztbereich als Kleinunternehmen dagegen hat die Kostenrechnung bisher nur sehr eingeschränkt Einzug gehalten. Hier erfolgt die wirtschaftliche Steuerung über die monatliche Finanzbuchhaltung, was zur Folge hat, dass lediglich eine Aussage zur Wirtschaftlichkeit des Gesamtunternehmens, jedoch keine Aussage zur Wirtschaftlichkeit von einzelnen Leistungen getroffen werden.

Die nachfolgende Tabelle gibt einen Überblick über die Entwicklung der finanzwirtschaftlichen Datengrundlage im Mittelstandscontrolling *(Tab. 13)*.

Tabelle 13: Entwicklung des Mittelstandscontrollings [65]

Entwicklung des Mittelstandscontrollings			
bis 1981	bis 1987	bis 1990	bis 1992
Kostenrechnungsinsel mit unsystematischer Datenbuchhaltung	Verknüpfung: Finanzbuchhaltung und Rechnungswesen mit jeweils grob strukturierten Datenbeständen	Hierarchische Datenbank: Controllingeinführung	Grunddatenhaltung: Relationale Datenbank Verknüpfung zu kaufmännischen und technischen Bereich zentrale Grunddaten dezentrale Anwendungsdaten
Auswertung: Bilanz Gewinn und Verlustrechnung Kalkulation	Auswertung: Sonderrechnungen zur Bestimmung von Preisuntergrenzen Kundenerfolgen	Auswertung: Prozesskosten Real-time-Kalkulation	Auswertung: Erlösanalyse Forschungs- und Entwicklungscontrolling Kapazitätscontrolling
Entwicklung des Controllings im Krankenhaussektor			
bis 1981	bis 1995	ab 1995	ab 2003
Kostenrechnungsinsel mit unsystematischer Datenbuchhaltung	Verknüpfung Finanzbuchhaltung und Rechnungswesen mit jeweils grob strukturierten Datenbeständen	Hierarchische Datenbank: Controllingeinführung	
Auswertung: Bilanz Gewinn und Verlustrechnung Kalkulation	Auswertung: zusätzlicher Kosten- und Leistungsnachweis	Auswertung: zusätzliche Leistungs- und Kalkulationsaufstellung	Auswertung: DRG Kalkulation Prozesskostenrechnung Erlöscontrolling-DRG/OPS – Controlling

Tabelle 13: Entwicklung des Mittelstandscontrollings [65] *(Forts.)*

Entwicklung des Controllings im medizinischen ambulanten Sektor
bis 2005
Kostenrechnungsinsel mit unsystematischer Datenbuchhaltung Leistungsabrechnung privat und gesetzlich versicherter Patienten
Auswertung: Bilanz, Gewinn- und Verlustrechnung, Kassenabrechnung und Privatabrechnung

Die Kalkulation von integrierten Versorgungsprojekten erfordert jedoch auch im Vertragsarztbereich eine Einzelleistungskalkulation.

Vor diesem Hintergrund haben sich derzeit am Markt zwei unterschiedliche Kooperationsformen gebildet um diese Hürde zu überwinden.

Modell Nr. 1: Das Einkaufsmodell

Das Einkaufsmodell setzt voraus, dass die Kooperationspartner der Integrierten Versorgung dezentral für die Steuerung von Kosten- und Erlösen verantwortlich sind. Die integrierten Leistungen werden innerhalb des Projektes zu einem fest definierten Verhandlungspreis zur Verfügung gestellt. Die einzelnen Kooperationspartner haben bei diesem Modell keine Einsicht in die Preisbildung.

Der *Vorteil* dieses Modells ist, dass durch die Kooperationspartner keine aufwändigen Kostenstrukturen aufgebaut werden müssen, sondern die Kalkulation auf der Grundlage der vorhandenen Datenbasis erfolgt. Daraus resultiert der *Nachteil*, dass durch die fehlenden Kostenstrukturen erst im nachhinein eine Kostenunterdeckung der erbrachten medizinischen Leistungen festgestellt werden kann.

Modell Nr. 2: Das Managementmodell

Bei diesem Kooperationsmodell findet nicht nur eine Kooperation auf der Ebene der medizinischen Leistungserbringung, sondern auch auf der Ebene der Kosten- und Erlössteuerung statt.

Der *Vorteil* ist, dass durch eine zentrale Kosten- und Erlössteuerung unterjährig eine Aussage über den Kostendeckungsgrad der angebotenen Leistung getroffen werden kann. Dies ist insbesondere wichtig, wenn eine gemeinsame Komplexpauschale dem Kostenträger angeboten wird und nur ein Vertragspartner die Verantwortung gegenüber dem Kostenträger hinsichtlich der Abrechnung trägt.

Von *Nachteil* ist, dass dieses Modell sich wesentlich aufwändiger von Seiten der Administration gestaltet.

Doch mit der Entscheidung für ein Managementmodell hat sich die Problematik der Kalkulation nicht verändert, sondern nur die Fragestellung, erfolgt die Kalkulation gemeinsam oder selbstständig durch einzelnen Kooperationspartner.

Die Stabilität des Preises wird im Wesentlichen durch die Art der Kalkulation bestimmt. Die Marktentwicklung zeigt bis Ende des Jahres 2004 folgende drei Tendenzen zur Preiskalkulation auf:

- Tendenz Nr. 1
Es findet keine Preiskalkulation statt, da der Preis durch den Markt vorgegeben wird.
- Tendenz Nr. 2
Die Preiskalkulation findet in Form einer Zielkostenrechnung auf der Datengrundlage der bestehenden Gebührenordnungen statt.
- Tendenz Nr. 3
Der IKB dient als Grundlage der Preiskalkulation in Form einer Prozesskostenrechnung (acitivity based costing).

Die Vor- und Nachteile der einzelnen Tendenzen werden in den nachfolgenden Kapiteln beschrieben.

Fazit

Machen Sie sich klar, dass in der Integrierten Versorgung unterschiedliche Unternehmensformen mit unterschiedlichen betriebswirtschaftlichen Datengrundlagen aufeinander treffen. Nur ein Konsens und eine uneingeschränkte Offenheit über die betriebswirtschaftliche Datengrundlage werden dauerhaft zu einem unternehmerischen Erfolg führen. Auf anderen Märkten stellt diese Umgangsform normales kaufmännisches Gebaren dar.

Teilschritt Nr. 2: Preisbildung durch den Markt

Die Steuerung der Gesundheitsausgaben in Deutschland unterliegt nicht den Regeln des Kapitalmarktes, sondern dem Prinzip der wirtschaftspolitischen Globalsteuerung. Dieses besagt, dass eine Kostensteuerung nur durch eine verstärkte Planung (Planwirtschaft) erfolgen kann. Instrumente, die in diesem Kontext zur Steuerung und Einhaltung der deutschen Gesundheitsquote eingesetzt werden, sind z.B. staatlich festgelegte Preise durch Gebührenordnungen, Bedarfsplanung, Budgetlimitierungen u.a..

Vor diesem Hintergrund stellt sich im Rahmen der Integrierten Versorgung die Frage, welchen Einfluss der Markt auf die Preisbildung hat.

Relevante äußere Markteinflüsse auf die Preisbildung der Integrierten Versorgung sind zum einen in der Erwartungshaltung der Patienten und zum anderen in der Erwaltungshaltung der Kostenträger zu sehen. Somit unterliegt die Preisbildung auf der einen Seiten den Regeln des Wettbewerbs, auf der anderen Seite dem Prinzip der wirtschaftspolitischen Globalsteuerung. Vor diesem Hintergrund kann nicht von echten Wettbewerbsbedingungen gesprochen werden, sondern die obere und untere Preisgrenze von integrierten Versorgungsprojekten manifestiert sich durch Vergleichspreise gleichartiger Verträge am Markt. Diese Entwicklung konnte im Jahr 2004 besonders für Versorgungsprojekte im Bereich der Hüft- und Knieendoprothetik beobachtet werden.

Abschließend stellt sich von unternehmerischer Seite die Frage, wann eine preisliche Orientierung an bestehenden Verträgen eine durchaus sinnvolle Vorgehensweise ist?

Diese Fragestellung kann nur nach einer Bewertung des gesamten Leistungsportfolios des Unternehmens beantwortet werden *(Abb. 10)*. Stellt die Integrierte Versorgung einen minimalen Zusatzerlös oder Nullerlös dar, bringt aber den strategischen Nutzen der Erlössteuerung durch Sicherung von Zuweiserstrukturen oder Sicherung von stabilen Punktwerten, so ist eine Quersubventionierung durch andere Erlössegmente zu prüfen.

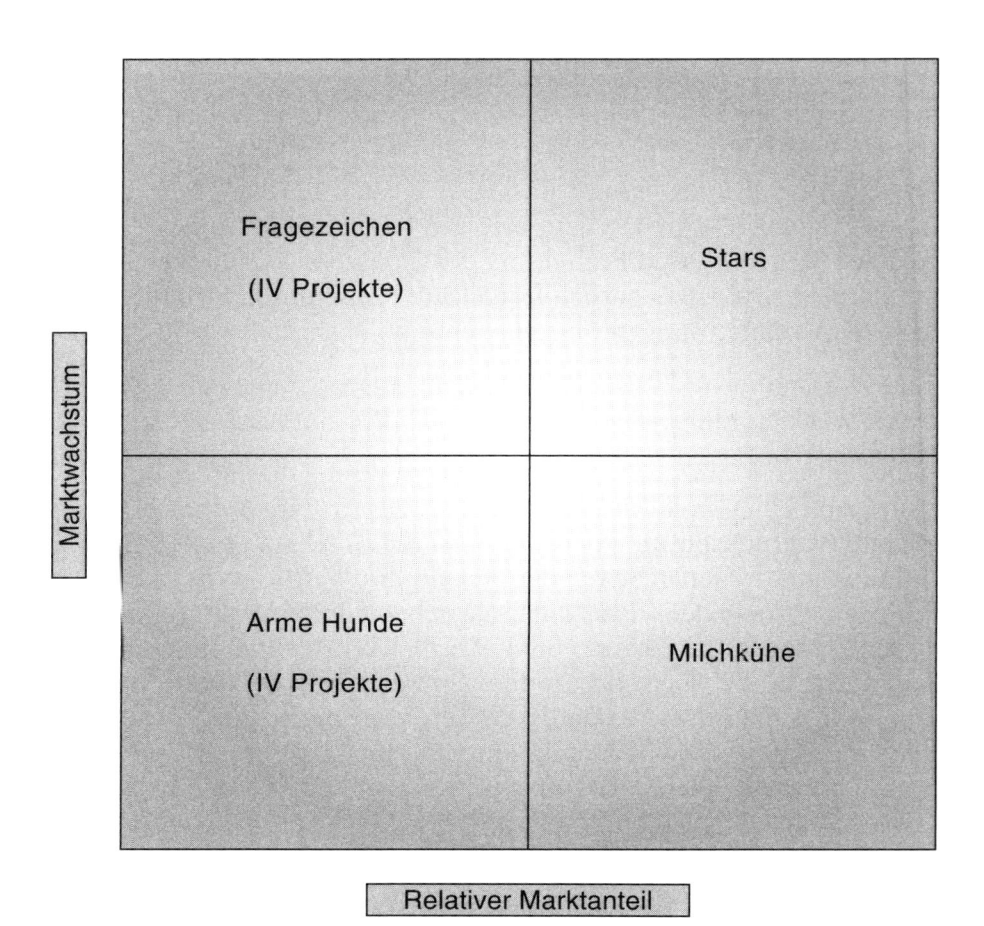

Abb. 10: Leistungsportfolio der Leistungserbringer

Fazit

Die Fragestellung, ob Sie eine preisliche Orientierung an bestehenden integrierten Versorgungsverträgen in Erwägung ziehen, können Sie nur vor dem Hintergrund des Leistungsportfolios des Gesamtunternehmens beantworten. Hat die Integrierte Versorgung nur einen relativen kleinen Marktanteil (Fragezeichen oder Arme Hunde), so kann nach einer Abwägung von Aufwand und Nutzen eine Preisbildung durch die Übernahme von Marktpreisen gerechtfertigt sein. Dies sollte jedoch nur unter der Voraussetzung geschehen, dass auch perspektivisch keine Marktausweitung in diesen Segmenten erfolgen wird.

Teilschritt Nr. 3: Preisbildung durch eine Zielkostenrechnung

Neben der Orientierung am Marktpreis ist es unternehmerisch durchaus sinnvoll, in einem zweiten Schritt die Kosten der Regelversorgung im Sinne einer Zielkostenrechnung zur ermitteln.

Dies geschieht vor dem Hintergrund, dass die Preise der Integrierten Versorgung für Krankenkassen besonders interessant sind, wenn sie unter den Preisen der Regelversorgung liegen.

Im Gegensatz zur Industrie erfolgt die Zielkostenrechnung nicht auf Kosten-, sondern auf Erlösebene. Als Kalkulationsgrundlage dient hierzu wiederum der IKB, der die einzelnen Teilleistungen der Kooperationspartner aufzeigt und die Möglichkeit bietet, diese mit Abrechnungspositionen (DRG, EBM, GOÄ, DKG-NT etc.) zu hinterlegen. Das Ergebnis ist eine Mischkostenkalkulation basierend auf den unterschiedlichen Abrechnungssystemen der Kooperationspartner.

Die nachfolgenden Tabellen zeigen einen Teilausschnitt einer Gesamtkalkulation und verdeutlichen die Vorgehensweise einer Zielkostenkalkulation *(Tab. 14–16)*.

Tabelle 14: Zielkostenkalkulation vorstationär erbrachter Leistungen

Teilprozess	Modul	Teilschritt	Erläuterung	Leistungserbringer	EBM/GOÄ	Punkte	Punktwert	Betrag in Euro
TP 1	1	Klinische Untersuchung	Beratung	ermächtigter Vertragsarzt	2	50	0,0409	2,05 €
		Sonographie		ermächtigter Vertragsarzt	381	400	0,0409	16,36 €
		Arztbrief		ermächtigter Vertragsarzt	75			3,27 €
								21,68 €

Tabelle 15: Zielkostenkalkulation stationär erbrachter Leistungen

Teil-prozess	Modul	Teil-schritt	Erläuterung	Leistungserbringer	G-DRG	Relativgewicht	Baserate	Betrag in Euro
TP2-TP8		stationäre Leistung	Beidseitige Eingriffe bei Leisten- und Schenkelhernien Alter größer 55 Jahre		G09Z	0,853	2.500,00 €	2.132,50 €

Tabelle 16: Zielkostenkalkulation IKB Leisten-/Schenkelhernie

Beschreibung	Teilprozess	Betrag in Euro
	Vorstationäre Leistung Hausarzt	70,00 €
	Vorstationäre Leistungen Ermächtigter Facharzt für Chirurgie (Krankenhaus)	21,68 €
Beidseitige Eingriffe bei Leisten- und Schenkelhernien Alter größer 55 Jahre	Stationäre Leistungen	2.132,50 €
	Nachstationäre Leistungen Hausarzt	6,14 €
		2.230,32 €

Innerhalb des Gesamtprojektes stellt sich an dieser Stelle die Frage, welche Vor- und Nachteile eine Zielkostenkalkulation mit sich bringt und ob diese eine ausreichende Verhandlungsgrundlage mit den Kostenträgern darstellt.

Die Zielkostenkalkulation hat den Vorteil, dass sie aufgrund der Einfachheit nur einen geringen Erhebungsaufwand verursacht und somit eine schnelle Verhandlungsgrundlage mit dem Kostenträger geschaffen werden kann. Hierbei ist jedoch darauf zu achten, dass möglichst alle sich nachteilig auswirkenden Einflüsse vertraglich berücksichtigt und ausgeschaltet werden, wie z.B. G-DRG-Relativgewichtsänderungen, G-DRG-Baserate-Anpassungen, EBM Punktschwankungen, EBM Punktmengenänderungen usw. Ein wesentlicher Nachteil dieser Methode ist, dass die durchgeführte Kalkulation lediglich auf Erlös- und nicht auf Kostenebene stattfindet und somit keine Aussage über den Kostendeckungsgrad der Leistungserbringung getroffen werden kann.

Fazit

Entscheiden Sie sich dafür, lediglich eine Kalkulation in Form einer Zielkostrechnung durchzuführen, sollten Sie darauf achten, dass Sie die beschriebenen äußeren Einflüsse vertraglich festschreiben. Darüber hinaus ist zu beachten, dass die Zielkostenkalkulation Ihnen keinen Aufschluss über den Kostendeckungsgrad der integrativ erbrachten Leistung gibt, was im schlimmsten Fall zu einer Kostenunterdeckung führen kann. Diesen Gedanken sollten Sie bei Ihren ersten anstehenden Vertragsverhandlungen immer vor Augen haben, da die erstmalig verhandelten Preise den groben Rahmen für alle nachfolgenden Vertragsverhandlungen darstellen.

Teilschritt Nr. 4: Preisbildung durch eine Prozesskostenrechnung

Eine erfolgreiche wirtschaftliche Steuerung eines integrierten Versorgungsprojektes erfordert kurz- und langfristig eine Bewertung des wirtschaftlichen Erfolges. Als ein Instrument der Kostensteuerung und Kalkulation kann hierzu die Prozesskostenrechnung eingesetzt werden. Als eine Form der Kostenträgerrechnung hat die Prozesskostenrechnung das Ziel, alle Kosten und Leistungen vor dem Hintergrund der Preiskalkulation einem Patienten bzw. einer Leistung zuzuordnen. Wie bereits bei der Zielkostenkalkulation wird auch bei der Prozesskostenrechnung der IKB als Kalkulationsgrundlage herangezogen.

Für die Preisbildung im Rahmen der Kalkulation ist jedoch nicht nur die Herkunft der Kosten, sondern auch der Zeitpunkt der Kalkulation wichtig. Entsprechend dem Kalkulationszeitpunkt lassen sich die Vor- und Nachkalkulation oder analog dazu die Plan- und Ist-Kalkulation unterscheiden.

Die Plan-Kalkulation in der integrierten Versorgung basiert auf Ist-Kosten und dient zur Leistungsplanung des kommenden Geschäftsjahres. Hierauf basierend werden die Budgetverhandlungen mit den einzelnen Kostenträgern durchgeführt. Die Kosten der Komplexpauschale werden durch eine Nachkalkulation überwacht, mit dem Ziel, rechtzeitig eine Über- und Unterdeckung der Komplexpauschale zu erkennen und entsprechend gegenzusteuern. Die aus der Nachkalkulation hervorgehenden Werte bilden die Grundlage für die Plankalkulation des kommenden Jahres. Diese sollten zur Abbildung von saisonalen Schwankungen mindestens eine Abrechnungsperiode (vier Quartale) umfassen [66].

Die Fragestellung, in welcher Form die einzelnen Kooperationspartner eine Bewertung des wirtschaftlichen Erfolges vornehmen, ist wiederum eine Fragestellung der strategischen Leistungsplanung, wie bereits in Teilschritt Nr. 2 beschrieben wurde.

In der Praxis finden am häufigsten die nachfolgenden zwei Formen der Erfolgsrechnung sowohl in Mittel- und Kleinunternehmen als auch in der integrierten Versorgung Anwendung:

- die Vollkostenrechnung auf Ist-Kosten-Basis und
- die Grenzplankostenrechnung.

Beide Formen bergen in sich verschiedene Vor- und Nachteile, die in den nachfolgenden Beurteilungen kurz erläutert werden.

Beurteilung der Vollkostenrechnung

Die Hauptkritik an der Vollkostenrechnung ist in ihrer Fixkostenproportionalisierung zu sehen. In der Vollkostenrechnung werden die im Unternehmen entstandenen Fixkosten bzw. Gemeinkosten entsprechend einem individuell gewählten Umlageschlüssel den einzelnen Kalkulationsobjekten (Kostenträgern) zugerechnet. Je nach Herleitung des Umlageschlüssels (s. Kapitel 2.2) können somit rechentechnisch sehr unterschiedliche Ergebnisse entstehen. Aus diesem Grund kann das Prinzip der verursachungsgerechten Zuordnung von Kosten nicht immer gewährleistet werden [67].

Beurteilung der Ist-Kostenrechnung

Die Ist-Kostenrechnung erfasst alle in einer Abrechnungsperiode angefallenen Kosten und versucht diese verursachungsgerecht einzelnen Kostenträgern zu zuordnen.

Die Hauptstärke der Ist-Kostenrechnung liegt somit in der laufenden exakten Nachkalkulation von Geschäftsprozessen, wie z.B. Komplex- oder Fallpauschalen. Zur zukunftsorientierten Kostenkontrolle ist die Ist-Kostenrechnung ungeeignet, da die Einflüsse der variablen und fixen Kosten auf das Geschäftsergebnis mit ihr nicht transparent gemacht werden können.

Beurteilung der Grenzplankostenrechnung

Bei der Grenzplankostenrechnung handelt es sich um eine flexible Planrechnung auf Teilkostenbasis. Bei dieser Form der Plankostenrechnung, die auch als Deckungsbeitragsrechnung bezeichnet wird, werden die variablen und fixen Kosten getrennt auf den Kostenträger verrechnet. Je nach Ausbaugrad der Grenzplankostenrechnung, sind die Fix- bzw. Gemeinkosten im Block oder stufenweise zu verrechnen. Berechnungen, bei denen die Fixkosten im Block verrechnet werden, bezeichnet man als einstufige Deckungsbeitragsrechnungen. Die stufenweise Verrechnung der Fixkosten bezeichnet man als mehrstufige Deckungsbeitragsrechung. Sie hat den Vorteil einer ursprungsnahen Verrechnung der Kosten.

Unternehmenspolitisch stellt sich die Frage, welche Entscheidungen können auf der Grundlage der aufgeführten Berechnungen getroffen werden?

Mit dem Instrument der Grenzplankostenrechnung lässt sich zum einen eine Aussage über die kurzfristige Preisuntergrenze eines Produktes treffen. Diese entspricht den variablen Kosten. Die Bildung eines längerfristigen Preises sollte jedoch immer auf Vollkostenbasis erfolgen. Zum anderen bildet die Grenzplankostenrechnung die Grundlage zur Berechnung des Kritischen Punkts auch Break-Even-Analyse genannt. Die Break-Even-Analyse berechnet den Punkt, ab dem ein Unternehmen Gewinn erwirtschaftet.

Praktischer Ansatz zur Prozesskostenkalkulation

Als Kalkulationsgrundlage dient der IKB Leisten-/Schenkelhernie, wie er bereits in Teilausschnitten in Kapitel 3 Schritt Nr. 2 gezeigt wurde.

Grundlagen der Prozesskostenkalkulation sind die bereits bei der Pfaderstellung erhobenen Zeitwerte und Sachmittel. Zusätzlich zu ermitteln sind Gemeinkosten der medizinischen und nicht medizinischen Infrastruktur, die direkt und indirekt durch die Behandlungsleistungen verursacht werden. Wie bereits in Kapitel 2 Kostenstellenrechnung beschrieben, ist auch in der Prozesskostenrechnung eine verursachungsgerechte Zuordnung der Gemeinkosten anzustreben. Im Praxisalltag hat sich gezeigt, dass für integrierte Versorgungsprojekte nach Abwägung von Aufwand- und Nutzen meist die Methode der Umlage gewählt wird. Ein praktischer Kalkulationsansatz wird in den nachfolgenden Tabellen aufgezeigt *(Tab. 17–19)*.

Tabelle 17: Prozesskostenkalkulation vorstationär erbrachter Leistungen

Teilprozess	Modul	Teilschritt	Leistungs-erbringer	Minuten	Kostensatz/min	Betrag in Euro
TP1 Erstkontakt KH vorstationär	Ärztlicher Dienst Sprechstunde Ambulanz Nr. 1	Administration	Arzthelferin Ambulanz	5	0,37 €	1,87 €
		Klinische Untersuchung	Ärztlicher Dienst CH	15	0,95 €	14,25 €
		Sonographie	Ärztlicher Dienst CH	5	0,95 €	4,75 €
			Personalkosten			20,87 €

Tabelle 18: Prozesskostenkalkulation stationär erbrachter Leistungen

Teilprozess	Modul	Teilschritt	Erläuterung	Leistungs-erbringer	G-DRG	Betrag in Euro
TP2-TP8		stationäre Leistung	Beidseitige Eingriffe bei Leisten- und Schenkelhernien Alter größer 55 Jahre		G09Z	1.940,37 €

Tabelle 19: Prozesskostenkalkulation IKB Leisten-/Schenkelhernie

Beschreibung	Teilprozess	Betrag in Euro
	Vorstationäre Leistung VA	24,96 €
	Vorstationäre Leistung EA KH	20,87 €
Beidseitige Eingriffe bei Leisten- und Schenkelhernien Alter größer 55 Jahre	stationäre Leistungen	1.940,37 €
	Nachstationäre Leistungen	45,31 €
		2.031,51 €

Zur Beurteilung des Gewinns bzw. der Verhandlungsspanne mit dem Kostenträger ist eine Gegenüberstellung der Zielkosten mit den Prozesskosten erforderlich *(Tab. 20)*.

Tabelle 20: Gegenüberstellung Zielkosten/Prozesskosten

Beschreibung	Teilprozess	Zielkosten	Prozesskosten
	Vorstationäre Leistung VA	70,00 €	24,96 €
	Vorstationäre Leistung EA KH	21,68 €	20,87 €
Beidseitige Eingriffe bei Leisten- und Schenkelhernien Alter größer 55 Jahre	stationäre Leistungen	2.132,50 €	1.940,37 €
	Nachstationäre Leistungen	6,14 €	45,31 €
		2.230,32 €	2.031,51 €
	Gewinn		198,81 €

Anmerkung:

Die in den Tabellen angegebenen Werte sind Modellwerte und nicht als Benchmarkingdaten zu betrachten. Im Vordergrund steht hier die Veranschaulichung der Kalkulationsmethodik und nicht der Kostensituation.

Die modellhafte Gegenüberstellung der Zielkosten mit den Prozesskosten zeigt, dass die Kooperationspartner zusammen eine maximale Verhandlungsspanne von 198,81 € hätten. Bei der differenzierten Betrachtung der Verhandlungsspannen der einzelnen Kooperationspartner wird deutlich, dass dem niedergelassenen Arzt in der Vertragsarztpraxis somit eine maximale Verhandlungsspanne von 5,87 € zur Verfügung stünde. Tritt eine solche Kostensituation in Praxisprojekten ein, so enden an diesem Punkt nicht selten integrierte Versorgungsprojekte, da sich für die beteiligten Vertragsärzte und Krankenhäuser kein scheinbarer Zusatznutzen aus dem Projekt ergibt. Realistisch betrachtet profitieren jedoch alle Kooperationspartner an diesem Projekt, da durch den Abschluss von Direktverträgen mit den Kostenträgern äußere gesundheitssystemische Einflüsse, wie z.B. G-DRG Relativgewichtsänderungen, G-DRG-Baserate-Anpassungen, EBM Punktwertschwankungen, EBM Punktmengenänderungen usw. ausgeschaltet werden können und eine stabile Erlössituation vertraglich geschaffen wird.

Fazit

Die Anwendung einer Prozesskostenrechnung in der Integrierten Versorgung wird sehr heterogen diskutiert.

Vorteile sind:

- Möglichkeit der Kostensteuerung durch Kostentransparenz,
- Kalkulation auf Vollkosten- oder Teilkostenbasis,
- Verteilung des Erlöses entsprechend der erbrachten Teilleistungen,
- Steuerung des Ertrages durch konsequentes Leistungs- und Kostencontrolling.

Nachteile sind:

- Aufwändige Methode,
- Unterschiedliche Entwicklungsstände und Aussagefähigkeit der Kosten- und Leistungsrechnung der Kooperationspartner.

Beachten Sie, dass eine Prozesskostenkalkulation nur auf der Basis eines Integrierten Klinischen Behandlungspfads stattfinden kann. Nur er gibt Aufschluss über den kalkulationsrelevanten Ressourcenverbrauch.

Schritt Nr. 4: Entwicklung von Controllingstrukturen

Teilschritt Nr. 1: Aufbau von Controllingstrukturen

Neben den Fragestellungen der Entwicklung und Kalkulation von Integrierten Klinischen Behandlungspfaden stellen sich für alle Kooperationspartner immer auch die Frage, wie kann der Erfolg des integrierten Versorgungsprojektes dauerhaft gesichert werden und welche Managementstrukturen sind hierzu erforderlich. Ein Blick in die Wirtschaft zeigt, dass dies grundlegende Fragestellungen der Unternehmensgründung sind. Erfahrungen aus dem Bereich der Unternehmensgründung zeigen, dass vielen Gründern oft die Erfahrungen fehlen, Geschäftsprozesse und -strukturen transparent modellieren zu können. Dies trifft auch für die Integrierte Versorgung zu. Auch hier ist die Hürde der Modellierung und Entwicklung von Managementstrukturen zu überwinden.

Zur Konzeption von Managementstrukturen können die vier nachfolgenden Leitfragen herangezogen werden:

1. *Ist neben der vorhandenen Managementstruktur ein Controllingorgan notwendig?*
2. *Mit welchem personellen Umfang muss der Bereich des Controllings ausgestattet werden?*
3. *Wo ist der Bereich Controlling anzusiedeln?*
4. *Welche Aufgaben werden den Controllingbereichen zugewiesen?*

Leitfrage Nr. 1: Managementstrukturaufbau

Um die erste Leitfrage der Aufbauorganisation beantworten zu können, ist eine Definition und Umfangsabschätzung der Aufgabenfelder mit personellen Zuordnungen erforderlich. In der nachfolgenden Tabelle wird beispielhaft ein Überblick über die in der integrierten Versorgung anfallenden Controllingaufgaben gegeben *(Tab. 21).*

Diese Tabelle kann auch als Entscheidungshilfe in Form einer Scoringtabelle genutzt werden. Hierzu können anstelle der Kreuze die einzelnen Themenfelder mit Punkten bewertet werden.

Würde man beispielhaft bei dieser Tabelle jedes Kreuz mit einer Punktzahl von eins versehen, so ergäbe sich für den Bereich der Geschäftsführung ein Punktwert von 13 und für das operative Controlling ein Punktwert von 19

Tabelle 21: Scoringtabelle zur aufbauorganisatorischen Planung von Managementstrukturen

	Managementstrukturen		Controllingstrukturen	
	Aufgabe der		Aufgabe des	
	BGB	GmbH	operativen	strategischen
Aufgabenfelder	Lenkungsgruppe	Geschäftsführung	Controlling	Controlling
Erlösmanagement				
Überprüfung der erfassten Leistungen			X	
Überprüfung der ICD 10 Kodierungen			X	
Überprüfung der Gruppierungen			X	
Freigabe der Abrechnung zur Leistungsabrechnung		X		
Entwicklung von Erlösbudgets		X	X	X
Entwicklung von Erlöskennzahlen		X	X	
Auswertung und Besprechung der Kostenstellenberichte mit den Kooperationspartnern		X	X	
Kostenmanagement				
Ermittlung des Investitionsvolumens		X	X	
Erhebung der kalkulationsrelevanten Prozesskosten, Zeitwert, Sachmittel			X	
Erhebung der kalkulationsrelevanten Gemeinkosten			X	

Tabelle 21: Scoringtabelle zur aufbauorganisatorischen Planung von Managementstrukturen *(Forts.)*

Aufgabenfelder	Managementstrukturen		Controllingstrukturen	
	Aufgabe der		Aufgabe des	
	BGB Lenkungsgruppe	GmbH Geschäftsführung	operativen Controlling	strategischen Controlling
Entwicklung von Kostenstellenbudgets		X	X	
Entwicklung von Kostenkennzahlen		X	X	
Auswertung der Kostenstellenberichte und Besprechung mit den Kooperationspartnern		X	X	
Qualitätsmanagement				
Entwicklung von Dokumentationsstandards		X	X	
Durchführung der Patientenbefragung			X	
Sicherstellung und Weiterleitung der Qualitätsdokumentation an den Kostenträger			X	
Auswertung und Besprechung mit den Kooperationspartnern		X	X	

Punkten. Bei diesem Fallbeispiel sollten die Kooperationspartner über den zusätzlichen Aufbau von Controllingstrukturen nachdenken.

Die Scoringtabelle ist somit ein einfaches Instrument zur Beantwortung der Fragestellungen der Aufbauorganisation und der Personalbedarfsmessung.

Leitfrage Nr. 2: Personalbedarfsmessung

Die Personalbedarfsplanung der Management- und Controllingstrukturen kann in der Gründungsphase nur auf Schätzwerten vorgenommen werden. Als Grundlage der Stellenbemessung kann ebenfalls die bereits gezeigte Scoringtabelle herangezogen werden. Zur Kalkulation des Personalbedarfs besteht die Möglichkeit, die einzelnen Themenfelder mit Zeitwerten zu hinterlegen. Würden beispielsweise die Themenfelder Erlösmanagement, Kostenmanagement, Qualitätsmanagement und Erfolgsmanagement inkl. Kostenträgerverhandlungen jeweils mit einem Viertel Stellenanteil bewertet, so würde sich modellhaft für den Bereich Management ein Stellenanteil von 0,6 und für den Bereich Controlling ein Stellenanteil von 0,9 ergeben.

Leitfrage Nr. 3: Organisatorische Ansiedlung

Nach der Entwicklung der Aufbauorganisation stellt sich die pragmatische Frage, wo soll das operative Controlling in der Kooperation angesiedelt werden? Diese Fragestellung kann nur im Kontext der Kooperationsform beantwortet werden.

MVZ

Bei einer Gründung eines medizinischen Versorgungszentrums ist es sinnvoll, das operative Controlling als Stabstelle der Geschäftsführung innerhalb des Versorgungszentrums anzusiedeln.

Allianz/Kooperation

Bei einer losen Kooperationsform, wie im Modellprojekt aufgezeigt, ist das operative Controlling durch den Lenkungskreis (Projektleitungsgruppe) wahrzunehmen. Wer diese Aufgabe innerhalb des Lenkungskreises übernimmt, ist eng mit dem Vorhandensein von adäquaten IT-Strukturen zur Kosten- und Leistungsabrechnung, sowie zum Finanz- und Medizincontrolling verbunden. Da sich sowohl die Kostenrechnung als auch das Controlling im Bereich der ambulanten Medizin zurzeit noch in den Kinderschuhen befindet, sind adäquate Strukturen am ehesten bei Kooperationskrankenhäusern zu finden.

Leitfrage Nr. 4: Aufgaben der Controllingabteilung

Der Aufbau und die Aufgabenstellung der Controllingabteilung lässt sich am einfachsten an der nachfolgenden Grafik verdeutlichen *(Abb. 11)*.

Entwicklung eines Modellprojekts Integrierte Versorgung

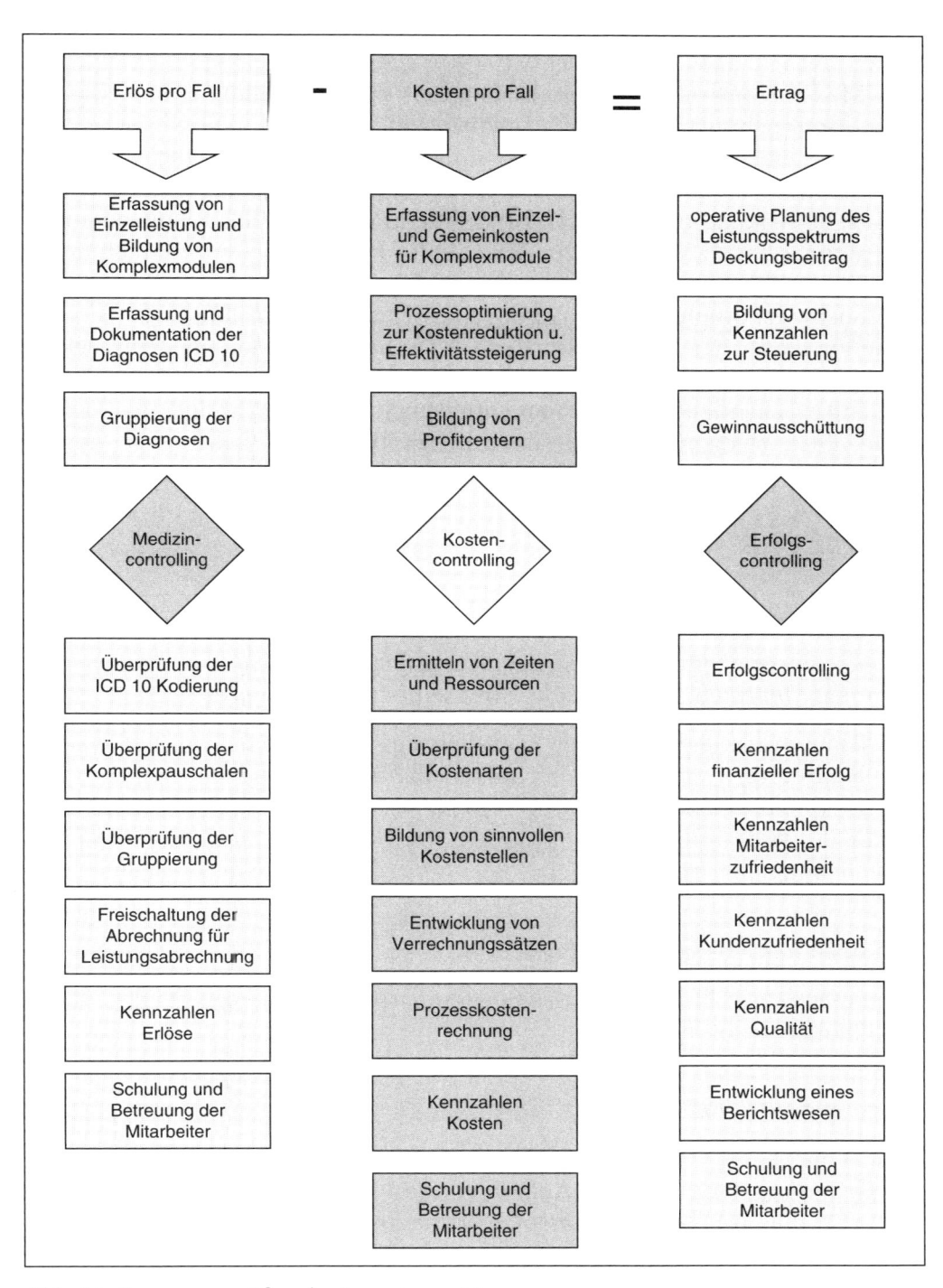

Erlös pro Fall	−	Kosten pro Fall	=	Ertrag
Erfassung von Einzelleistung und Bildung von Komplexmodulen		Erfassung von Einzel- und Gemeinkosten für Komplexmodule		operative Planung des Leistungsspektrums Deckungsbeitrag
Erfassung und Dokumentation der Diagnosen ICD 10		Prozessoptimierung zur Kostenreduktion u. Effektivitätssteigerung		Bildung von Kennzahlen zur Steuerung
Gruppierung der Diagnosen		Bildung von Profitcentern		Gewinnausschüttung
Medizincontrolling		**Kostencontrolling**		**Erfolgscontrolling**
Überprüfung der ICD 10 Kodierung		Ermitteln von Zeiten und Ressourcen		Erfolgscontrolling
Überprüfung der Komplexpauschalen		Überprüfung der Kostenarten		Kennzahlen finanzieller Erfolg
Überprüfung der Gruppierung		Bildung von sinnvollen Kostenstellen		Kennzahlen Mitarbeiterzufriedenheit
Freischaltung der Abrechnung für Leistungsabrechnung		Entwicklung von Verrechnungssätzen		Kennzahlen Kundenzufriedenheit
Kennzahlen Erlöse		Prozesskostenrechnung		Kennzahlen Qualität
Schulung und Betreuung der Mitarbeiter		Kennzahlen Kosten		Entwicklung eines Berichtswesen
		Schulung und Betreuung der Mitarbeiter		Schulung und Betreuung der Mitarbeiter

Abb. 11: Steuerungsgrößen der Integrierten Versorgung

Aufgaben des Medizincontrollings

Das Medizincontrolling entspricht dem Leistungscontrolling in mittelständischen Unternehmen. Zu seinen Aufgabengebieten gehören die zeitnahe Plausibilitäts-Qualitätsprüfung der Diagnosen und der Gruppierungen. Dies ist von besonderer Bedeutung, da die im Modellprojekt berechnete Komplexpauschale risikoadjustiert ist. Darüber hinaus ist durch das Medizincontrolling zu überprüfen, ob alle erbrachten Teilleistungen auch tatsächlich dokumentiert und abgerechnet worden sind. Nach der vollständigen Überprüfung der Leistungskomplexe ist es Aufgabe des Medizincontrollings, die Abrechnung für die Kosten- und Leistungsabrechnung freizuschalten. Zur regelmäßigen Überprüfung und Steuerung der Erlöse, sind durch das Medizincontrolling entsprechende Kennzahlen zu entwickeln, die im nachfolgenden Kapitel Kennzahlen Medizincontrolling dargestellt werden. Darüber hinaus ist es die Aufgabe des Medizincontrollings durch regelmäßige Schulungen aller Teilnehmer die Qualität der medizinischen Dokumentation als Erlösgrundlage sicherzustellen.

Aufgaben des Kostencontrollings

Das Kostencontrolling hat auf einen Satz reduziert die Frage zu beantworten: Kann das Unternehmen kostendeckend seine Leistungen erbringen?

Zur Beantwortung dieser Frage analysiert das operative Controlling das aus dem Rechnungswesen und der Finanzbuchhaltung kommende Zahlenmaterial. Die Aufgabe des Kostencontrollings ist eine Darstellung der Ist- und Plankosten des IKB, differenziert je Kooperationspartner. Hierzu sollte durch das Kostencontrolling ein monatliches Berichtswesen aufgebaut werden.

Aufgaben des Erfolgscontrollings

Die wesentlichen Bestandteile des Erfolgscontrollings sind das Qualitäts- und das Finanzcontrolling.

Qualitätscontrolling

Im Rahmen eines integrierten Versorgungsprojektes ist es sinnvoll, direkt mit der Gründung auch mit dem Aufbau eines Qualitätsmanagementsystems zu beginnen. Für welches Qualitätsmanagementsystem sich die einzelnen Leistungsanbieter entscheiden, ist eine Frage der Philosophie. In der praktischen Umsetzung gibt es selten Zertifizierungsgesellschaften, die nur nach einer Methode arbeiten. Da der Schwerpunkt hier auf dem Qualitätscontrolling liegt, werden an dieser Stelle die einzelnen Systeme nur kurz namentlich benannt und nicht weiter ausgeführt.

- EFQM (Excellence-Modell der European Foundation for Quality Management)
- KTQ® Kooperation für Transparenz und Qualität im Krankenhaus
- DIN/EN ISO 9000:2001

Das Qualitätscontrolling durchzieht alle Arbeitsabläufe in der Integrierten Versorgung, sowohl in medizinischen Bereichen als auch im Verwaltungsbereich. Dimension des Qualitätscontrollings sind z.B. die medizinische Qualität, die verwaltungstechnische Qualität, die Mitarbeiterzufriedenheit und die Patientenzufriedenheit. In Teilschritt Nr. 4 werden hierzu Kennzahlen in einem Beispielbericht vorgestellt.

An dieser Stelle muss darauf hingewiesen werden, dass auch die im Rahmen des Qualitätscontrollings anfallenden Kosten mit in die Komplexpauschale einberechnet werden sollten.

Finanzcontrolling

Mit jeder Unternehmensgründung oder Kooperationsgründung geht die Bestimmung des Investitionsvolumens und die Fragestellung der Fremdkapitalbeschaffung einher.

Im Gegensatz zur rückläufigen dualen Finanzierung im Krankenhaussektor, unterliegt die Sektoren übergreifende Integrierte Versorgung einer monistischen Finanzierung. Aus diesem Grund unterliegen die Kooperationspartner der Integrierten Versorgung, wie alle Klein- und Mittelständischen Unternehmen, einer Bonitätsprüfung nach dem BASEL II Abkommen. Durch eine Risikoklassifizierung (Rating) versuchen die Banken ihr Kreditrisiko zu minimieren. Durch die Vorlage von Ratingkennzahlen seitens des Finanzcontrollings kann dieser wichtige Entscheidungsprozess der Fremdkapitalbeschaffung wesentlich unterstützt und beschleunigt werden.

Teilschritt Nr. 2: Entwicklung von Controllingpunkten und Kennzahlen

Zur erfolgreichen wirtschaftlichen Steuerung integrierter Versorgungsprojekte sind unterschiedliche Steuerungsinstrumente erforderlich. Bei der Entwicklung und Definition dieser ist zu beachten, dass zum einen Kennzahlen zur Überprüfung des Erfolges des integrierten Versorgungsprojektes und zum anderen Controllingpunkte zur Überprüfung der Pfadkontinuität (Pfadverlauf) notwendig sind.

Controllingpunkte

Mit der Einarbeitung von Controllingpunkten in den IKB wird das Ziel verfolgt, eine Aussage über die Prozess- und Ergebnisqualität treffen zu können.

Zur Überprüfung der Prozessqualität werden für das Modellprojekt beispielhaft folgende Controllingpunkte definiert:

- Anzahl zu spät erfolgter OP Aufklärungsgespräche,
- Anzahl zu spät erfolgter Befundbereitstellungen zur Prämedikation,
  - durch zu spät erfolge Blutabnahme,
  - durch zu spät erfolgte EKG Erstellungen,
  - durch zu spät erfolgte Röntgenbilderstellung,
  - etc.

In der Praxis lassen sich diese Kriterien sehr einfach durch die Einführung einer Checkliste überprüfen.

Die nachfolgende Tabelle gibt diesbezüglich eine Anregung *(Tab. 22)*.

Tabelle 22: Exemplarische Checkliste zur Prozessqualität

Checkliste zur Vorbereitung der OP-Leistung			
Aufnahmetag:	erfolgt/ erhoben Ja Nein		vorliegend Ja Nein
Laborbefunde	☐ ☐	bis 14.30 Uhr	☐ ☐
EKG-Befund	☐ ☐	bis 14.30 Uhr	☐ ☐
Röntgen-Befund	☐ ☐	bis 14.30 Uhr	☐ ☐
Arztunterschrift OP-Aufklärung	☐ ☐	bis 15.30 Uhr	☐ ☐
Patientenunterschrift OP-Aufklärung	☐ ☐	bis 15.30 Uhr	☐ ☐
Arztunterschrift Anästhesie-Aufklärung	☐ ☐	bis 16.00 Uhr	☐ ☐
Patientenunterschrift Anästhesie-Aufklärung	☐ ☐	bis 16.00 Uhr	☐ ☐
Für den OP-Verlauf relevante Besonderheiten	☐ ☐		
Wenn ja, welche?	_____		
Bitte die Felder mit Namensabkürzung abzeichnen!			
OP-Tag:	erfolgt/ vorliegend		
Prämedikation verabreicht	☐ ☐		
Komplette pflegerische OP-Vorbereitung	☐ ☐		
Komplette Patientenakte	☐ ☐		
Bitte die Felder mit Namensabkürzung abzeichnen!			

Neben den Indikatoren der Prozessqualität ist es sinnvoll, auch Indikatoren der Ergebnisqualität zu definieren. Hierzu können z.B. im Krankenhausbereich Daten des BQS Datensatz zur Überprüfung der medizinischen Ergebnisqualität herangezogen werden *(Abb. 12)*.

Zur Überprüfung der Ergebnisqualität werden in Anlehnung an den BQS Datensatz für das Modellprojekt u.a. folgende Controllingpunkte definiert:

- eingriffsspezifische behandlungsbedürftige Komplikationsquote,
- postoperative Wundinfektion/keine primäre Wundheilung,
- allgemeine behandlungsbedürftige postoperative Komplikationen,
- Reinterventionen wegen Komplikation(en),
- Entlassungsstatus,
- Schmerzverhalten.

Anmerkung:

Die bundesweite Dokumentationspflicht für das Modul Leistenhernie 12/3 ist für das Jahr 2005 ausgesetzt.
Informationen hierzu finden Sie unter:
http://www.bqs-online.de/download/Leistungsbereiche2004-Begruendungen-Freigabe.pdf

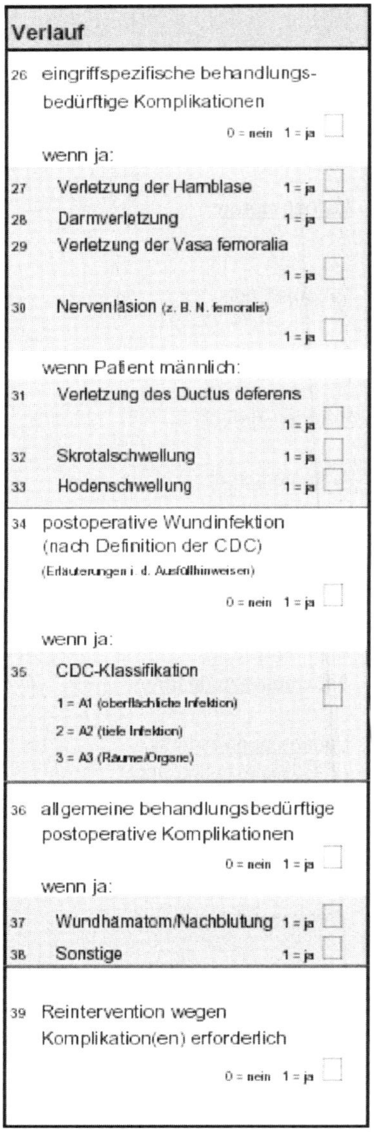

Verlauf

26 eingriffspezifische behandlungsbedürftige Komplikationen
0 = nein 1 = ja

wenn ja:

27 Verletzung der Harnblase 1 = ja
28 Darmverletzung 1 = ja
29 Verletzung der Vasa femoralia 1 = ja
30 Nervenläsion (z. B. N. femoralis) 1 = ja

wenn Patient männlich:

31 Verletzung des Ductus deferens 1 = ja
32 Skrotalschwellung 1 = ja
33 Hodenschwellung 1 = ja

34 postoperative Wundinfektion (nach Definition der CDC)
(Erläuterungen i. d. Ausfüllhinweisen)
0 = nein 1 = ja

wenn ja:

35 CDC-Klassifikation
1 = A1 (oberflächliche Infektion)
2 = A2 (tiefe Infektion)
3 = A3 (Räume/Organe)

36 allgemeine behandlungsbedürftige postoperative Komplikationen
0 = nein 1 = ja

wenn ja:

37 Wundhämatom/Nachblutung 1 = ja
38 Sonstige 1 = ja

39 Reintervention wegen Komplikation(en) erforderlich
0 = nein 1 = ja

Abb. 12: Auszug aus dem BQS Datensatz Modul 12/3 Leistenhernie

Kennzahlen

Mit der Gründung von integrierten Versorgungsprojekten stehen die Kooperationspartner neben der Festlegung von Controllingpunkten auch vor der Aufgabe der Identifikation und Definition von Daten zur wirtschaftlichen Unternehmenssteuerung. Das operative Controlling hat meist die Aufgabe die wichtigsten Daten herauszufiltern, die komprimiert einen Überblick über Stärken und Schwächen geben und die Steuerung vereinfachen. Diese Daten werden im Controlling Kennzahlen genannt. Grundsätzlich lassen sich Kennzahlen in drei Kategorien unterteilen:

- absolute Kennzahlen,
- Verhältniskennzahlen,
- Richtzahlen.

Absolute Kennzahlen

Absolute Kennzahlen müssen nicht berechnet werden, sondern lassen sich aus den vorhanden Daten, beispielsweise der Finanzbuchhaltung (Bilanz oder Gewinn- und Verlustrechnung) entnehmen. Beispiele für absolute Kennzahlen sind der Bilanzgewinn, Umsatzerlöse oder Forderungen aus Lieferung und Leistung.

Verhältniskennzahlen

Verhältniskennzahlen können auf unterschiedliche Weise gebildet werden. Setzt man z.B. wesensgleiche absolute Teilzahlen zu Gesamtzahlen ins Verhältnis, so spricht man von Gliederungszahlen. Ein Beispiel dafür ist die Eigenkapitalquote. Bei der Ermittlung der Eigenkapitalquote wird das Eigenkapital prozentual zum Gesamtkapital betrachtet.

$$\text{Eigenkapitalquote} = \frac{\text{Eigenkapital}}{\text{Gesamtkapital}} \times 100$$

Die Gegenüberstellung von absoluten Zahlen hat den Vorteil deren Beziehungen und Dimensionen verdeutlichen zu können.

Verhältniskennzahlen können nicht nur mit wesensgleichen, sondern auch mit wesensfremdem absoluten Zahlen gebildet werden. In diesem Fall spricht man von Beziehungszahlen, beispielhaft ist hier der Deckungsgrad 1 anzuführen. Bei dessen Ermittlung wird das Eigenkapital prozentual zum Anlagevermögen betrachtet.

$$\text{Deckungsgrad 1} = \frac{\text{Eigenkapitel}}{\text{Anlagevermögen}} \times 100$$

Eine weitere Möglichkeit ist die Bildung von Indexkennzahlen. Hier werden wesensgleiche Kennzahlen zeitlich versetzt zueinander in Beziehung gesetzt. Ein Beispiel dafür ist der Vergleich der Umsatzerlöse aus dem Quartal I/2004 mit den Umsatzerlösen aus dem Quartal I/2005.

Richtzahlen

Bei der Bildung von Richtzahlen werden unternehmenseigene Zahlen zu branchenspezifischen Zahlen ins Verhältnis gesetzt. So werden z.B. bei Kostenträgerverhandlung die zu verhandelnde Komplexpauschale in Relation zu den bereits verhandelten Komplexpauschalen gleichartiger integrierter Versorgungsprojekte gesetzt [68].

Das operative Controlling hat vor diesem Hintergrund die Aufgabe für die Projektleitungsgruppe sinnvolle Kennzahlen zur Erlös-, Kosten- und Ertragssteuerung vorzuschlagen.

Kennzahlen des Medizincontrollings

Neben der absoluten Kennzahl „Anzahl der operativen Eingriffe" bietet das Medizincontrolling in der integrierten Versorgung noch weitere aussagekräftige Kennzahlen zu den Fragestellungen der medizinischen und abrechnungstechnischen Qualität der einzelnen Kooperationspartner. Die nachfolgende Tabelle gibt einen kurzen Kennzahlenüberblick *(Tab. 23)*.

Tabelle 23: Kennzahlen Medizincontrolling

Medizinische Qualität
operative Komplikationsquote
nicht operative Komplikationsquote

Tabelle 23: Kennzahlen Medizincontrolling *(Forts.)*

Abrechnungsqualität
Anteil fehlerhafter und vergessener Hauptdiagnosen
Anteil fehlerhafter und vergessener Nebendiagnosen
Anteil fehlender oder falscher Teilkomplexpauschalen
Anteil unspezifischer Haupt- und Nebendiagnosen
Anteil fehlerhafter Gruppierungen
Anteil fehlerhafter Stammdatenanlagen
Anteil fehlerhafter Abrechnungen

Kennzahlen des Kostencontrollings

Zur effektiven und effizienten Steuerung der Kostenbudgets ist die Entwicklung von Kennzahlen auch innerhalb des Kostencontrollings erforderlich. Je nach Differenzierungsgrad der Kostenrechnung können sehr unterschiedliche Kennzahlen als Steuerungsinstrument eingesetzt werden. Die nachfolgende Tabelle gibt einen kurzen Kennzahlenüberblick über relevante Kostenkennzahlen *(Tab. 24)*.

Tabelle 24: Kennzahlen Kostencontrolling

Kostencontrolling
Erlöse Komplexpauschale
Sachkostenanteil Komplexpauschale
Personalkostenanteil Komplexpauschale
Gemeinkostenanteil Komplexpauschale
Deckungsbeitrag I Komplexpauschale
Deckungsbeitrag II Komplexpauschale

Tabelle 24: Kennzahlen Kostencontrolling *(Forts.)*

Kostencontrolling
Gesamtkosten Kostenstelle
Sachkostenanteil Kostenstelle
Personalkostenanteil Kostenstelle
Gemeinkostenanteil Kostenstellen
Fixkostenanteil Kostenstelle
Deckungsbeitrag I Kostenstellen
Deckungsbeitrag II Kostenstelle

Kennzahlen des Finanzcontrollings

Intern liefert das Finanzcontrolling der Geschäftsführung eine monatliche Übersicht über die finanzielle Entwicklung des Unternehmens. Die hierzu erforderlichen internen und externen Kennzahlen werden in der nachfolgenden Tabelle beschrieben *(Tab. 25)*.

Tabelle 25: Kennzahlen Finanzcontrolling

Unternehmenseckdaten	Bedeutung
Eigenkapitalquote	Trifft eine Aussage über die Eigenfinanzierungskraft eines Unternehmens
Betriebsausgaben	Absolute Kennzahl in Zahlen
Betriebseinnahmen	Absolute Kennzahl in Zahlen
Gesamtkapitalrentabilität in %	Gesamtkapitalrentabilität gibt die Verzinsung des im Unternehmen investierten Gesamtkapitals an. Das gewünschte Ergebnis liegt bei 10–12 %
Cash-flow	Ist ein Indikator für die Ertrags- und Finanzkraft des Unternehmens; verdeutlicht die Finanzkraft des Unternehmens in der Innenfinanzierung
variable Kosten	Absolute Kennzahl in Zahlen

Tabelle 25: Kennzahlen Finanzcontrolling *(Forts.)*

Unternehmenseckdaten	Bedeutung
fixe Kosten	Absolute Kennzahl in Zahlen
Umlagekosten	Absolute Kennzahl in Zahlen
Liquidität Grad II	Gibt einen Überblick über die Zahlungsfähigkeit des Unternehmens.
Kundenforderungen	Absolute Kennzahl in Zahlen
kurzfristige Verbindlichkeiten	Absolute Kennzahl in Zahlen
Erneuerungsinvestitionsquote in %	Ermittelt den Erneuerungsinvestitionsanteil am Gesamtinvestitionsteil, der zur Aufrechterhaltung des Leistungserstellungsprozesses notwendig war und ermöglicht eine Kontrolle des Budgets
Erhaltungsinvestitionsquote in %	Ermittelt den Erhaltungsinvestitionsanteil am Gesamtinvestitionsteil, der zur Aufrechterhaltung des Leistungserstellungsprozesses notwendig war und ermöglicht eine Kontrolle des Budgets

Kennzahlen des Qualitätscontrollings

Die erforderlichen Kennzahlen des Qualitätscontrollings müssen im Gegensatz zu Kosten- und Erlöskennzahlen meist manuell erhoben werden und sollten aus diesem Grund möglichst schlank gehalten werden. In der nachfolgenden Tabelle finden sich einige wichtige Qualitätskennzahlen *(Tab. 26)*.

Tabelle 26: Kennzahlen Qualitätscontrolling

Qualitätscontrolling Medizinische Qualität	Bedeutung
Operative Komplikationsquote	Dient zur Kontrolle der medizinischen Qualität und kann als Kennzahl zum externen Benchmarking eingesetzt werden
Nicht operative Komplikationsquote	Dient zur Kontrolle der medizinischen Qualität und kann als Kennzahl zum externen Benchmarking eingesetzt werden

Tabelle 26: Kennzahlen Qualitätscontrolling *(Forts.)*

Qualitätscontrolling verwaltungstechnische Qualität	Bedeutung
Gesamtabrechnungsqualität	Anzahl zurückgewiesener Abrechnungen durch den Kostenträger
Debitorenumschlag	Der Debitorenumschlag dient als Berechnungsgrundlage des durchschnittlichen Zahlungsverhaltens des Kunden
Kundenziel	Das Kundenziel berechnet das Zahlungsverhalten des Kunden in Tagen
Kreditorenumschlag	Der Kreditorenumschlag dient als Berechnungsgrundlagen des unternehmensinternen Zahlungsverhaltens
Lieferantenziel	Das Lieferantenziel berechnet das Zahlungsverhalten des Unternehmens in Tagen

Teilschritt Nr. 3: Entwicklung von Budgetstrukturen

Budgetplanungsverfahren

Die Budgetplanung ist ein Bestandteil der Gesamtunternehmensplanung. Vor diesem Hintergrund müssen bei der Planungserstellung folgende unternehmensinterne Abstimmungen vorgenommen werden:

- Die Budgetplanung muss in Einklang mit allen Kooperationspartnern gestaltet werden.
- Die Budgetplanung muss die zeitliche Abfolge von verschiedenen Planungsschritten des integrierten Versorgungsprojektes berücksichtigen.
- Die Budgetplanung muss mit der erstellten Leistungsplanung der Profitcenter (Kooperationspartner) konform gehen.

Diese Abstimmungen können mit unterschiedlichen Verfahren durchgeführt werden. Man unterscheidet hier das Top-down-Verfahren, das Bottom-up-Verfahren und das Gegenstromverfahren.

Top-down-Verfahren

Beim Top-down-Verfahren werden aus der Jahreszielplanung des Gesamtunternehmens die Einzelbudgets der Profitcenter (Kooperationspartner) abgeleitet. Nachteil dieses Verfahrens ist, dass es nicht die Vorstellungen und Kenntnisse der Kooperationspartner berücksichtigt und in der Umsetzung wenig Akzeptanz findet. Der Vorteil ist, dass die strategische Planung der Lenkungsgruppe hinreichend in die operative Planung einfließen kann.

Bottom-up-Verfahren

Bei der Bottom-up-Planung erstellen die Kooperationspartner für ihre Kostenstelle eine Budgetplanung. Aus den verdichteten Budgetplanungen der Kostenstellen wird eine Gesamtbudgetplanung abgeleitet. Der Vorteil dieser Art der Planung ist in der aktiven Mitarbeit der Kooperationspartner zu sehen. Problematisch gestaltet sich hier die Realisierung der einzelnen Budgetvorstellungen.

Gegenstromverfahren

Im Gegenstromverfahren soll ein Planungsdialog zwischen den Kooperationspartnern und der Lenkungsgruppe geführt werden. Die Lenkungsgruppe gibt bei diesen Verfahren den Kooperationspartnern einen Planungsrahmen vor, den diese entsprechend ihren Einschätzungen anpassen können. Dieses Verfahren verursacht den größten Abstimmungsaufwand zwischen den Beteiligten führt aber letztlich zu einem höheren Akzeptanzgrad [69].

Budgetierung

Mit der Budgetierung wird für die einzelnen Abteilungen oder Kostenstellen eine verbindliche Kosten- und Leistungsplanung aufgestellt.

Die Ausgestaltung der Budgets kann auf unterschiedliche Weise erfolgen. Grundsätzliche lassen sich vier Budgetarten unterscheiden:

- Budgetart nach der Abhängigkeit von Bezugsgrößen,
- Budgetart nach dem Umfang der Wertvorgabe,
- Budgetart nach der Entscheidungseinheit,
- Budgetart nach der Geltungsdauer.

Budgetart nach der Abhängigkeit von Bezugsgrößen

Unter diesem Oberbegriff werden flexible und fixe Budgets zusammengefasst. Bei der flexiblen Budgetierung erfolgt eine getrennte Kostenplanung für fixe und variable Kosten mit dem Ziel, eine Kostenaufstellung für unterschiedliche Beschäftigungsstufen kalkulieren zu können. Mit der flexiblen Budgetplanung versucht man den Grundsatz der verursachungsgerechten Kostenplanung gerecht zu werden. Angewendet wird die flexible Kostenplanung vor allem in Fertigungsbereichen. Die fixe Budgetplanung dagegen gibt auf Vollkostenbasis für jede Kostenart den Kostenrahmen vor. Mit diesem Instrument kann auch solchen Abteilungen ein fester Kostenrahmen gegeben werden, für die sich nur schwierig Bezugsgrößen definieren lassen, wie z.B. der Verwaltung.

> *Bedeutung für die Integrierte Versorgung*
>
> Überträgt man diese beide Budgetarten auf das Modellprojekt, so eignen sich hier am besten fixe Budgets. Dies liegt an der Tatsache, dass das Leistungsbudget der Kooperationspartner vertraglich ausgehandelt und zwischen den Kooperationspartner und den Kostenträgern festgeschrieben wird.

Budgetart nach dem Umfang der Wertvorgabe

Dieses Kriterium unterscheidet die Budgetbildung auf Vollkosten- oder auf Teilkostenbasis. Für beide Formen der Budgetbildung gelten die bereits im Kapitel 2 genannten Vor- und Nachteile der Voll- und Teilkostenrechnungen.

> *Bedeutung für die Integrierte Versorgung*
>
> Damit bei der Budgetbildung des Modellprojekts dem Grundsatz der verursachungsgerechten Kostenzuordnung nachgekommen wird, erfolgt die Budgetbildung auf der Grundlage der Prozesskostenrechnung. Für Teilbereiche, für die noch keine Prozesskostenrechnung vorhanden ist, erfolgt eine Budgetbildung auf der Grundlage einer Vollkostenrechnung.

Budgetarten nach der Entscheidungseinheit

Die Budgets im Unternehmen können auf der Basis unterschiedlicher organisatorischer Einheiten getroffen werden. So finden sich Abteilungsbudgets, Bereichbudgets und Projektbudgets.

> *Bedeutung für die Integrierte Versorgung*
>
> Die Budgetbildung erfolgt entsprechend der Profitcenterstruktur für die einzelnen Leistungsanbieter.

Budgetarten nach der Geltungsdauer

Die Budgetperioden werden auf die unternehmensspezifischen Anforderungen abgestimmt. So gibt es Monats-, Quartals-, Jahres- und Mehrjahresbudgets. Mit der Bildung von Monatsbudgets z.B. sollen saisonale und betriebsspezifische Schwankungen abgepuffert werden. Mehrjahresbudgets werden meist im Rahmen von Großprojekten angelegt.

> *Bedeutung für die Integrierte Versorgung*
>
> Im Gesundheitswesen ist es üblich, Jahresplanungen zwischen den Leistungsanbietern und den Kostenträgern zu verhandeln. Aus diesem Grund wird für das Modellprojekt die Geltungsdauer des Budgets für ein Jahr definiert.

Budgetkontrolle

Die Budgetkontrolle hat die Aufgabe, zum einen retrospektiv einen Soll-Ist-Vergleich durchzuführen und zum anderen ausgehende vom Stand der bisherigen Budgetentwicklung eine Prognose für die Zukunft abzugeben. Dazu werden in Industrieunternehmen die folgenden drei Techniken angewandt, die auch auf das Gesundheitswesen bzw. die Integrierte Versorgung übertragbar sind:

- der Zeitvergleich,
- der Objektvergleich,
- der Planvergleich.

Zeitvergleich

Beim Zeitvergleich kann entweder ein Zeitraumvergleich oder ein Zeitpunktvergleich durchgeführt werden. Bei einem Zeitraumvergleich werden für eine abgegrenzte Periode unterschiedliche Sachverhalte miteinander verglichen. Im Bereich der Vertragsarztabrechnung werden solche Zeitraumvergleiche quartalsweise für die abgerechnete Punktsumme vorgenommen. So wird z.B. die Punktsumme für das I. Quartal 2005 mit dem I. Quartal 2004 verglichen. Auf diesem Weg versucht man die saisonalen Schwankungen der Vergleichsmenge möglichst gering zu halten. Bei einem Zeitpunktvergleich werden bestimmte Sachverhalten zu einem bestimmten Zeitpunkt miteinander verglichen. So werden z.B. zur Kontrolle der offenen Forderungen im Unternehmen stichtagsbezogene jährliche Vergleiche durchgeführt.

Objektvergleich

Im Gesundheitswesen führen einzelne Krankenhäuser Objektvergleiche in Form von Benchmarking durch. Hierzu ist es jedoch erforderlich, dass es eine einheitliche Definition zur Bildung der Vergleichskennzahlen gibt. So können beispielsweise bei einem einheitlichen Operationsstandard eines Krankheitsbildes Kennzahlen zum Ressourceneinsatz, zum Personaleinsatz, zur Infektionsrate und zur Verweildauer gebildet werden.

Planvergleich

Bei einem Planvergleich wird für die verschiedenen Kostenarten eines Kostenstellenbudgets ein Soll-Ist-Vergleich durchgeführt. Hierzu werden auf der Grundlage der Daten des letzten Jahres entweder auf Ist-Kosten- oder auf

Normalkostenbasis die Planwerte für das kommende Jahr berechnet. Bei der Planwertbildung sollte wie beim Zeitvergleich sowohl auf eine Periodisierung der Werte als auch auf eine Bewertung der Kosten geachtet werden. Eine Bewertung der Kosten wird nach den Kriterien Grundkosten oder kalkulatorische Kosten mit den Kategorien Anderskosten oder Zusatzkosten vorgenommen. Grundkosten dienen zur Aufrechterhaltung des Betriebszweckes, wie bspw. Löhne und Gehälter. Unter Anderskosten versteht man z.B. eine kalkulatorische Abschreibung auf den Wiederbeschaffungswert eines Gerätes. Beispiele für Zusatzkosten sind der kalkulatorische Unternehmerlohn oder die kalkulatorische Miete.

Budgetsteuerung

Vergangenheitsorientierte Abweichungsanalysen

Die aus dem Soll-Ist-Vergleich resultierenden Abweichungen können relativ, absolut, selektiv oder kumuliert berechnet werden. Die bevorzugten Darstellungsformen sind die absoluten und relativen Abweichungen. Das nachfolgende Beispiel zeigt eine Planberechnung für die Kostenart sonstiger Aufwand *(Abb. 13)*.

In diesem Beispiel ist deutlich zu erkennen, dass das geplante Budget für die Kostenart „technische Kosten" um 97,63 % für das Jahr 2002 überschritten wurde. Ebenso wurden der geplante Wert „Kfz-Kosten" um 16,64 % überschritten.

Zur Kontrolle der Kostenart sonstige Aufwendungen wurden bei diesem Beispiel die Warngrenzen bei +/-10 % definiert. Die obere Warngrenze zeigt eine Überschreitung, die untere Warngrenze eine Unterschreitung des Planwertes an. Bei beiden Abweichungen ist eine Ursachenanalyse durchzuführen und der Planwert entsprechend zu korrigieren. Warngrenzen sollten so definiert werden, dass sie genügend Handlungsspielraum für den Kostenstellenverantwortlichen lassen. Eine zu eng definierte Warngrenze verursacht eine häufige Nachkontrolle durch das Controlling. Eine zu weit definierte Grenze übt keinen tatsächlichen Kontrolleffekt aus und begünstigt eine Budgetüberschreitung.

Zukunftsorientierte Abweichungsanalysen

Der oben dargestellte Soll-Ist-Vergleich ist ein vergangenheitsbezogener Zeitraumvergleich. Unternehmenspolitisch sind nach der Durchführung der Ab-

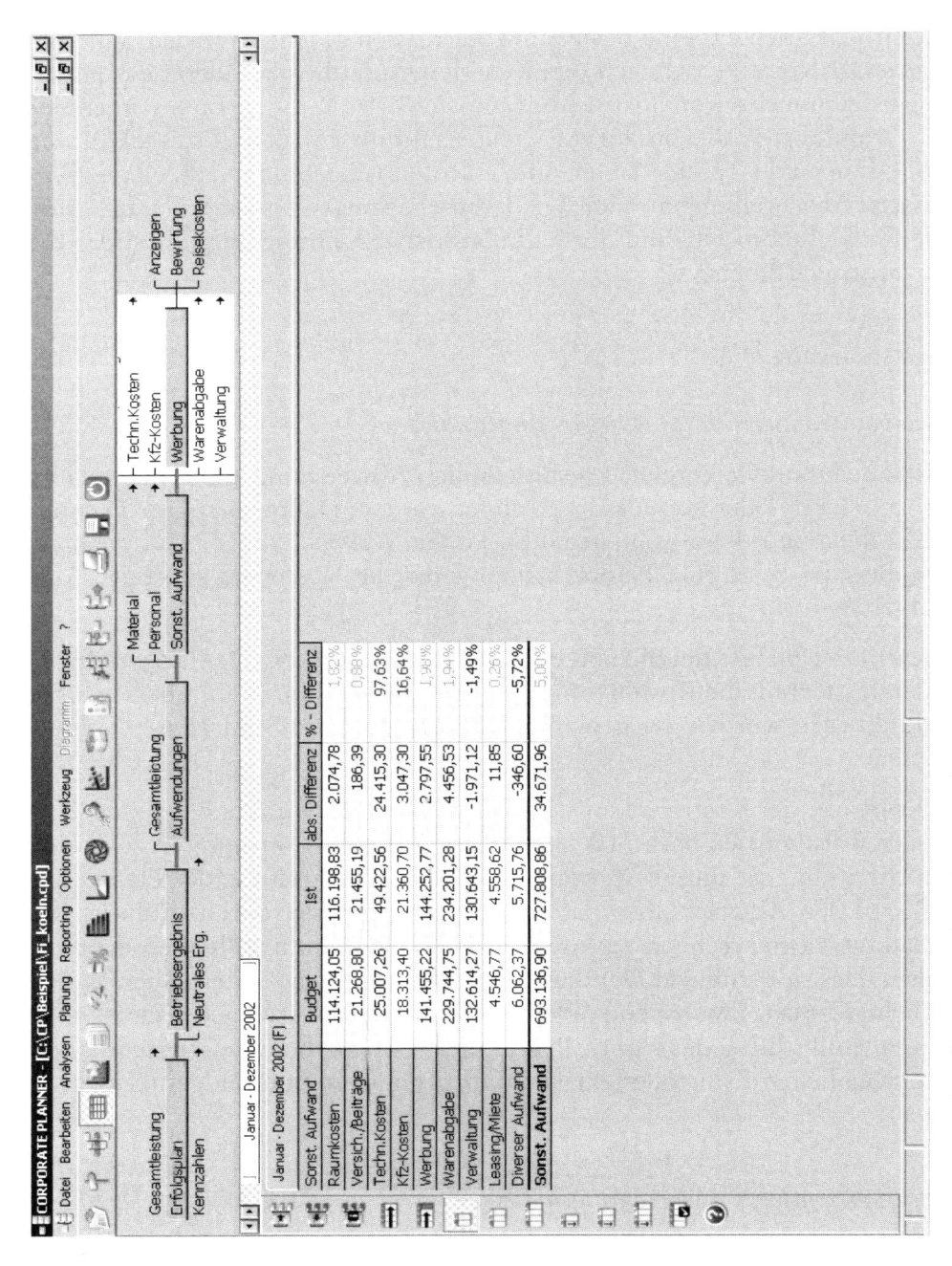

Abb. 13: Vergangenheitsbezogene Abweichungsanalyse

weichungsanalyse mit nachgelagerter Ursachenanalyse Gegenregulierungsmaßnahmen einzuleiten. Manche Ursachen lassen sich jedoch nicht verändern. In solchen Fälle besteht im Rahmen des Controllings die Möglichkeit, eine zukunftsorientierte Abweichungsanalyse in Form einer rollierenden Planung vorzunehmen.

Teilschritt Nr. 4: Berichtswesen

Anforderungen an das Berichtswesen

Mit dem monatlichen Berichtswesen sollen die Planung und Steuerung der einzelnen Teilbereiche des integrierten Versorgungsprojektes unterstützt werden. Der Informationsinhalt des Berichtswesens ist speziell auf den jeweiligen Berichtsempfänger abzustellen. Ferner ist zu klären, innerhalb welchem Rhythmus eine Berichtserstellung für die einzelnen Berichtsempfänger notwendig ist. Es empfiehlt sich, entsprechend dem Buchungsturnus der Finanzbuchhaltung und der Kosten- und Leistungsrechnung, ein monatliches Berichtswesen jeweils zum 15. des Monates anzufertigen. Die Inhalte des Berichtswesens generieren sich aus den von den Kooperationspartnern definierten Kennzahlen.

Kennzahlenberichte

Exemplarisch finden sich nachfolgend drei Berichte für unterschiedliche Empfänger. Die in den Berichten enthaltenen Daten beruhen auf fiktiven Annahmen *(Tab. 27–29)*.

Tabelle 27: Kennzahlenbericht Lenkungsgruppe (Unternehmensform MVZ)

Monatsbericht für die Lenkungsgruppe	2005 Januar
Unternehmenseckdaten	
Betriebsausgaben	60.719,78 €
Betriebseinnahmen	83.559,21 €
Gesamtkapitalrentabilität in %	22,60€
Cash-flow	17.338,75 €
variable Kosten	9.120,33 €
fixe Kosten	35.115,99 €
Umlagekosten	16.483,46 €
Liquidität Grad II	12,00
Kundenforderungen	50.000,00 €

Tabelle 27: Kennzahlenbericht Lenkungsgruppe (Unternehmensform MVZ) *(Forts.)*

Monatsbericht für die Lenkungsgruppe	2005 Januar
kurzfristige Verbindlichkeiten	5.000,00 €
Erneuerungsinvestitionsquote in %	52,73 €
Erhaltungsinvestitionsquote in %	17,93 €
Kostencontrolling Komplexpauschalen	
SK Intensität KP	5,36 €
PK Intensität KP	10,96 €
GK Intensität KP	9,70 €
Kostencontrolling Kostenstelle FA Allgemeinmedizin	
SK Intensität KST	9.120,33 €
PK Intensität KST	18.632,53 €
GK Intensität KST	16.483,46 €
Fixkostenanteil Kostenstelle	57,8 %
Deckungsbeitrag I Kostenstelle	35.115,99 €
Deckungsbeitrag II Kostenstelle	16.483,46 €

Tabelle 28: Kennzahlenbericht Kostenstelle (Unternehmensform MVZ)

Controllingbericht KH Facharzt Chirurgie	2005 Januar
Medizinische Qualität	
operative Komplikationsquote	0,3 %
nicht operative Komplikationsquote	0,3 %
Mitarbeiterzufriedenheit	
Fehlzeitquote	11,8 %
Fluktuationsquote	0,0 %

Tabelle 28: Kennzahlenbericht Kostenstelle (Unternehmensform MVZ) *(Forts.)*

Controllingbericht KH Facharzt Chirurgie	2005 Januar
Weiterbildungsquote	0,0 %
Kundenzufriedenheit	
Beschwerdequote Personal	1,5 %
Beschwerdequote Verpflegung	1,2 %
Beschwerdequote Verwaltung	1,7 %
Beschwerdequote Verwaltung	1,7 %
Medizincontrolling	
Anteil fehlerhafter Hauptdiagnosen	11,8 %
Anteil fehlerhafter Nebendiagnosen	30,8 %
Anteil fehlender oder falscher Teilkomplexpauschalen	3,5 %
Anteil unspezifische Haupt- und Nebendiagnosen	17,6 %
Kostencontrolling	
Komplexpauschale	26,02 €
Sachkostenanteil Komplexpauschale	5,36 €
Personalkostenanteil Komplexpauschale	10,96 €
Gemeinkostenanteil Komplexpauschale	9,70 €
Deckungsbeitrag I Komplexpauschale	20,66 €
Deckungsbeitrag II Komplexpauschale	9,70 €
Gesamtkosten Kostenstelle	44.236,32 €
Sachkostenanteil Kostenstelle	9.120,33 €
Personalkostenanteil Kostenstelle	18.632,53 €

Tabelle 29: Kennzahlenbericht Verwaltung (Unternehmensform MVZ)

Verwaltung	2005 Januar
Kodierqualität	
% fehlerhafter Gruppierungen	11,8 %
% fehlerhafter Stammdatenanlagen	5,3 %
% fehlerhafter Abrechnungen	2,9 %
Qualitätscontrolling	
Kundenzufriedenheit	
Beschwerden Verwaltung	29,2 %
Qualität Verwaltung	
Kundenziel	17,95 Tage
Lieferantenziel	2,47 Tage

Teilschritt Nr. 5: EDV technische Controllingstrukturen

Problematik der technischen Datenaufbereitung

Die Problematik der technischen Datenaufbereitung liegt in der Zusammenführung der Daten aus einer Vielzahl unterschiedlicher EDV Vorsysteme. Dazu ist es erforderlich, ein einheitliches Datenformat zu definieren und verschiedenen EDV-Systemen technische Schnittstellenebenen aufzubauen.

Im ersten Schritt ist zu überlegen, welche Daten im Rahmen des Medizin-, Kosten-, Finanz- und Qualitätscontrollings zusammengeführt werden sollen.

Für den Bereich des Medizincontrollings ist eine Zusammenführung der Abrechnungsdaten der unterschiedlichen Kooperationspartner erforderlich. Gestaltete sich dieses vor einem Jahr noch schwierig, so haben im Jahr 2005 die meisten großen Anbieter von Praxissoftware und Krankenhausinformationssystemen eine softwaretechnische Lösung im Angebot.

Der Bereich des Kosten- und Finanzcontrollings erfordert eine softwaretechnische Lösung, die eine partielle Zusammenführung von Kosten- und Finanzdaten für den Integrierten Klinischen Behandlungspfad realisieren kann. Darüber hinaus sollte im Rahmen dieser Lösung eine Möglichkeit bestehen, Controllingkennzahlen frei zu definieren und ein entsprechendes Berichtswesen aufzubauen.

Auch für diese Ansprüche gibt es bereits unterschiedliche Systeme am Markt. Nachfolgend wird ein kurzes Beispiel der Firma Corporate Planning in Hamburg gezeigt. Der Corporate Planner als Controllingplattform bietet durch seine freie Konfigurierbarkeit die Möglichkeit, einen Integrierten Klinischen Behandlungspfad automatisiert aufzubauen, Kennzahlen zu definieren und zu berechnen, sowie ein automatisiertes Berichtswesen zu erstellen.

Die nachfolgende Abbildung veranschaulicht die Kalkulations- und Planungssystematik des Corporate Planners für einen Integrierten Klinischen Behandlungspfad *(Abb. 14)*.

Im Gegensatz zur Kalkulation auf Excelbasis bietet das Produkt des Corporate Planners darüber hinaus die Möglichkeit, eine Simulation für alle innerhalb des Strukturbaumes angegebenen Parameter vorzunehmen. Die nachfolgende Abbildung zeigt auf der Simulationsebene eine Personalkostensteigerung von 3 % für den pflegerischen Dienst und gleichzeitig eine 3 % Senkung des Budgets *(Abb. 14 und 15)*.

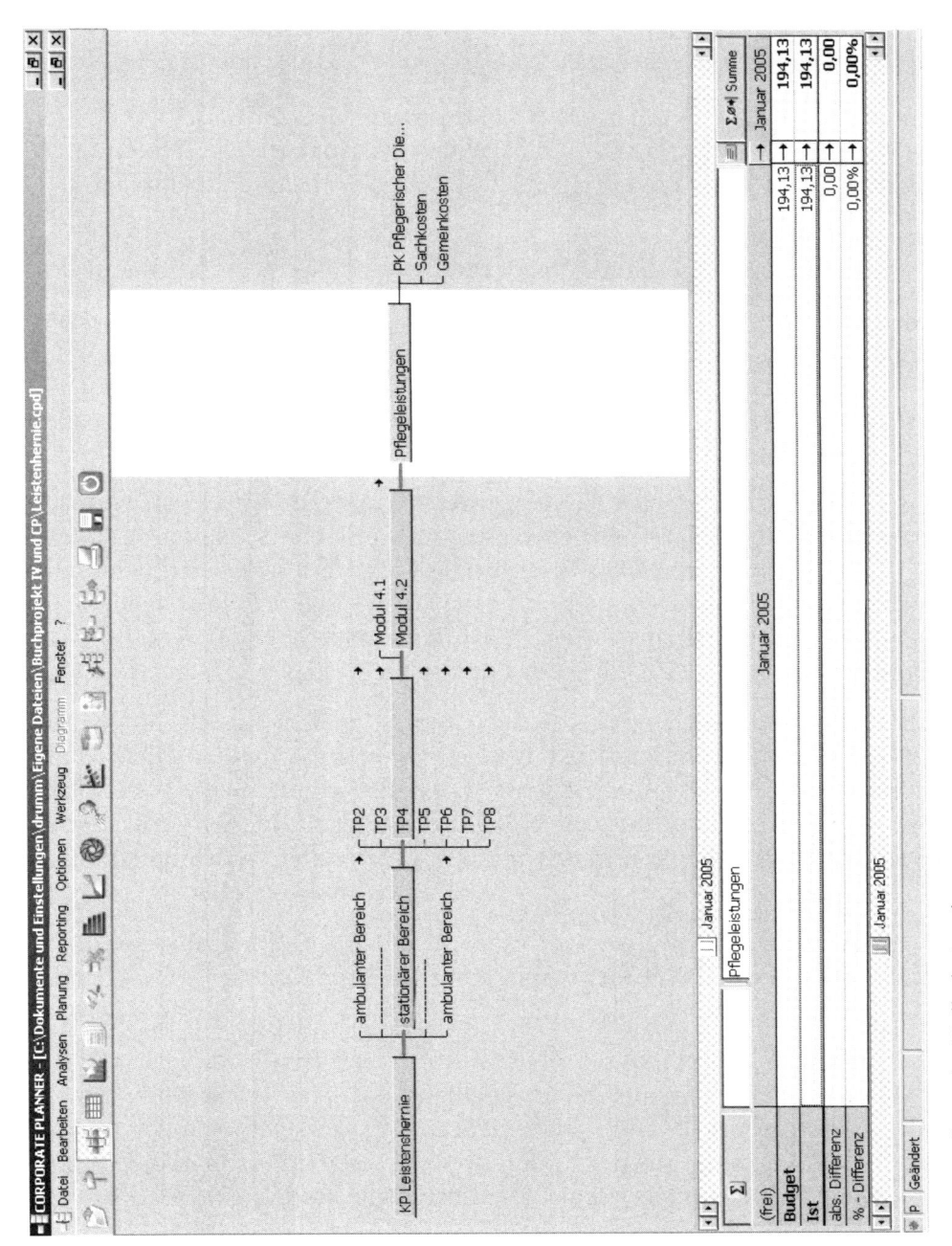

Abb. 14: Darstellung des Kalkulationsbaums

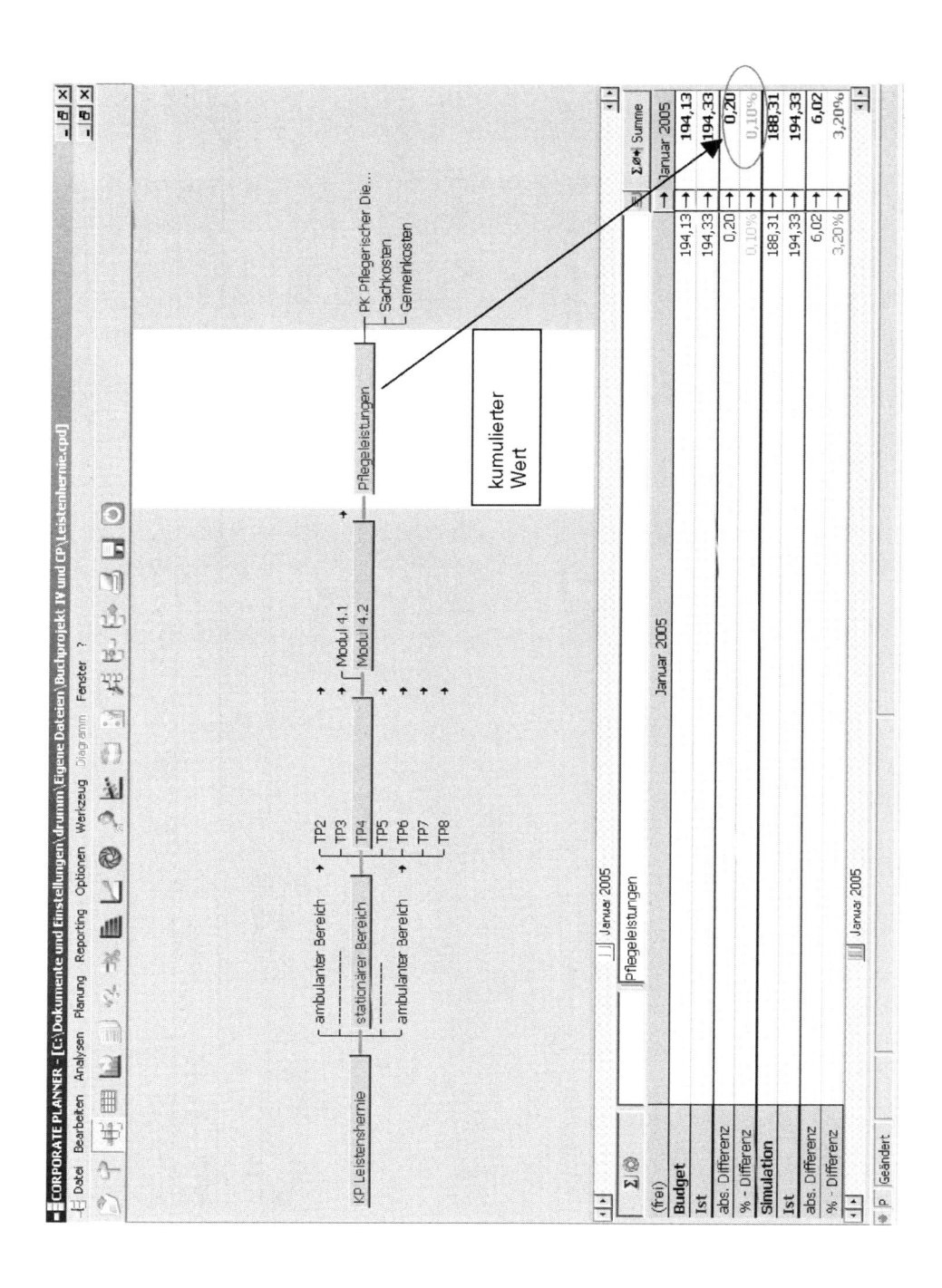

Entwicklung eines Modellprojekts Integrierte Versorgung

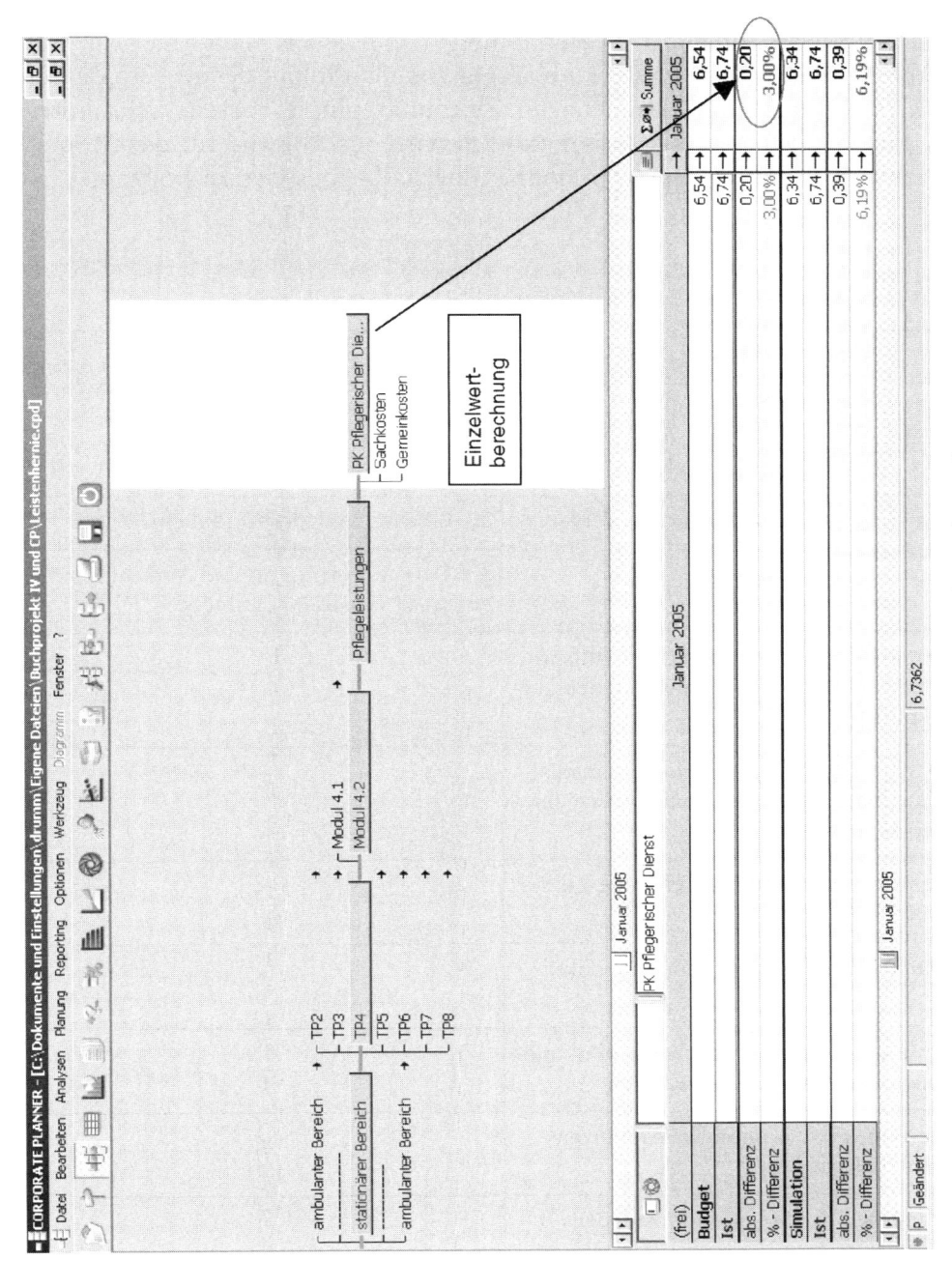

Abb. 15: Simulation 3 % Steigerung der Personalkosten und 3 % Senkung des Budgets

Schritt Nr. 5 Entwicklung eines Gesamtkonzepts

Der Erfolg extrabudgetärer Verhandlungen mit den Kostenträgern gemäß §§ 140a ff. SGB V ist sehr stark abhängig von dem Inhalt des zu verhandelnden Gesamtkonzepts. Zum jetzigen Zeitpunkt gibt es bereits sehr unterschiedliche Musterverträge. Exemplarisch wird nachfolgend für das Modellprojekt aufgezeigt, welche Kerninhalte innerhalb eines Gesamtkonzeptes beschrieben werden sollten *(Tab. 30)*.

Tabelle 30: Kerninhalte eines Gesamtkonzepts

Anforderungskriterium	Teilkriterium
1. Darstellung der epidemiologischen und medizinischen Entwicklung der Versorgungslage im Versorgungsgebiet	
2. Darstellung des medizinischen Versorgungskonzepts	2a. Beschreibung der Krankheitsbilder
	2b. Definition von Ein- und Ausschlusskriterien zur Risikominderung
3. Darstellung des Behandlungsablaufs in Form eines Integrierten Klinischen Behandlungspfads	
4. Darstellung der Kalkulation der medizinischen Behandlungskosten in Form einer Komplexpauschale	
5. Benennen der Qualitätssicherungsmaßnahmen	
6. Darstellung der Abrechnungsmodalitäten	
7. Aufzeigen des medizinischen und ökonomischen Nutzens für den Patienten	
8. Aufzeigen des ökonomischen Nutzens für den Kostenträger	
9. Darstellen des Organisationsmodells	

(1) Darstellung der epidemiologischen und medizinischen Entwicklung der Versorgungslage im Versorgungsgebiet

Die Darstellung der epidemiologischen und medizinischen Versorgungslage im Versorgungsgebiet der einzelnen Kooperationspartner bringt sowohl Nutzen für die Kooperationspartner als auch Nutzen für den Kostenträger mit sich. Am Beispiel der Leisten-/Schenkelhernie wurde innerhalb des Modellprojekts eine Analyse der Fallzahlen im Versorgungsgebietes auf Basis der vorhandenen gemeinsamen Datenlage nach Geschlecht, Alter, Operationsmethode und Versorgungsform (ambulant oder stationär) vorgenommen, mit dem Ziel, eine Prognose für die nächsten Jahr ableiten zu können. Es ist zwingend notwendig, hierbei gesundheitspolitische Entwicklungen wie z.B. eine mögliche Ausweitung des Leistungskataloges nach § 115b SGB V zu berücksichtigen.

(2) Darstellung des medizinischen Versorgungskonzepts

Die nachfolgende Beschreibung der Krankheitsbilder zeigt die Vorgehensweise im Modellprojekt auf.

(2a) Beschreibung der Krankheitsbilder

Hernien (Brüche) sind Eingeweidebrüche mit sackartiger Ausstülpung des parietalen Bauchfells (Bruchsack) durch anatomisch präformierte Bauchwandlücken oder Bauchwandschwachstellen (Bruchpforte), die angeboren oder erworben sein können. Dabei treten Eingeweide oder Organteile (Bruchinhalt) aus der Bauchhöhle hervor [70].

Das Vorfallen von Baucheingeweiden durch eine Bruchpforte an der äußeren Bauchwand wird als äußere Hernie bezeichnet. Als innere Hernie wird das Vorfallen von Baucheingeweiden durch eine Bruchpforte im Zwerchfell in den Thoraxraum bezeichnet [71].

Ein erhöhter intraabdomineller Druck ist die Ursache aller abdominellen Bruchformen. Erworbene Hernien sind im Gegensatz zu angeborenen Hernien auf einen Verlust der Bauchwandfestigkeit zurückzuführen. Angeborene Hernien treten durch präformierte Bruchlücken bei unvollständigem Verschluss der Bauchwand auf.

Es werden verschiedene Hernienarten unterschieden. Die häufigste Bruchform (ca. 75 %) ist die Hernia inguinalis (Leistenbruch). In Abhängigkeit von der Lokalisation der Bruchpforte werden der direkte (ca. 1/3 der Fälle) und der indirekte Leistenbruch (ca. 2/3 der Fälle) unterschieden.

Die Hernia femoralis oder Schenkelhernie kommt weitaus seltener vor (ca. 5–7 %). Zusätzliche Formen von Hernien sind bspw. die Nabelhernie (ca. 5–7 %) oder die Narbenhernie (ca. 10 %).

Die häufigste Komplikation der Hernie ist die Einklemmung (Inkarzeration) des Bruchinhalts in der Bruchpforte. Dadurch kann es zu Durchblutungsstörungen der eingeklemmten Eingeweideteile und in der Folge zu einer bedrohlichen Situation durch das Absterben (Nekrose) des vorgefallenen Bruchinhalts kommen [72].

Das Krankheitsbild der Leistenhernie betrifft zu 90 % Männer. Die vorfallenden Eingeweideteile folgen dem Leistenkanal, in dem bei der Frau ein Aufhängeband des Uterus und beim Mann der Samenstrang verläuft.

Circa (ca.) 75 % der Schenkelhernien treten bei der Frau auf. Hier befindet sich die Schwachstelle unterhalb des Leistenbandes, d.h. der vorfallende Bruchinhalt folgt den Blutgefäßen unter dem Leistenband durch.

Die Standardtherapie der Leisten-/Schenkelhernie ist chirurgisch, da es keine Spontanheilung gibt. Hierbei wird der Bruchsack beseitigt, die vorgefallenen Eingeweide zurückverlagert und die Bruchlücke verschlossen [73].

(2b) Definition von Ein- und Ausschlusskriterien zur Risikominderung

Komplexpauschale:	Hernia inguinalis, einseitig oder doppelseitig, inklusive Rezidiv Hernia femoralis, einseitig oder doppelseitig, inklusive Rezidiv
Pfaddefinition:	Alle Fälle von einseitiger oder doppelseitiger Herniotomie, inklusiv der Behandlung eines Rezidives mit laparoskopischer Versorgung der Hernie durch einen transabdominellen Zugang. (TAPP-Technik, Transabdominale Präperitoneale Technik)
Einschlusskriterien:	Elektiver Eingriff Laparoskopisch transperitoneale Versorgung, mit alloplastischem Material V.a. Leistenhernie V.a. Schenkelhernie Leistenhernie Schenkelhernie
Ausschlusskriterien:	Notfall-Eingriff Herniotomie bei Kindern und Jugendlichen < 20 Jahre Operationsverfahren: Offen chirurgisch Gerinnungsstörung (Blutungsübel) Herzinsuffizienz Grad NYHA III-IV Myocardinfarkt oder Apoplex innerhalb der letzten vier Wochen $\geq$ ASA III
Mögliche Zuordnung im G-DRG-System:	DRG:G09Z Text: Beidseitige Eingriffe bei Leisten- und Schenkelhernien, Alter > 55 Jahre DRG: G24Z Text: Eingriffe bei Bauchwandhernien, Nabelhernien und anderen Hernien, Alter > 0 Jahre oder beidseitige Eingriffe bei Leisten- und Schenkelhernien, Alter > 0 Jahre und < 56 Jahre oder Eingriffe bei Leisten- und Schenkelhernien, Alter > 55 Jahre DRG: G25Z Text: Eingriffe bei Leisten- und Schenkelhernien, Alter > 0 Jahre oder Eingriffe bei Hernien, Alter < 1 Jahr
Diagnosecodes nach ICD-10-GM 2005	K40.00; K40.01; K40.20; K40.21; K40.30; K40.31; K40.90; K40.91 K41.0; K41.2; K41.3; K41.9
OPS Version 2005	5-530.31 ↔; 5-530.71 ↔; 5-531.31 ↔; 5-531.71 ↔ (Zusatzkennzeichen beachten)

(3) Darstellung des Behandlungsablaufs in Form eines Integrierten Klinischen Behandlungspfads

Die Darstellung des Integrierten Klinischen Behandlungspfads kann auf sehr unterschiedliche Weise geschehen wie bereits im Kapital 3 Schritt Nr. 2 beschrieben wurde. Innerhalb des Gesamtkonzepts sollte der Pfad möglichst übersichtlich gestaltet werden, mit dem Ziel, dem Kostenträger einen Überblick über den Behandlungsablauf und die Zusammenarbeit der einzelnen Kooperationspartner zu geben.

Im Modellprojekt wurde zur Verdeutlichung des Zusammenspiels der Kooperationspartner eine Darstellung in Visioform gewählt.

(4) Darstellung der Kalkulation der medizinischen Behandlungskosten in Form einer Komplexpauschale

Dieser Teilpunkt des Gesamtkonzeptes ist Ausgangslage der preislichen Verhandlungen mit den Kooperationspartnern. Grundlage dieser Verhandlung ist die in Kapitel 3.3 Projektumsetzung Schritt Nr. 3 Teilschritt 4 beschriebene Preisbildung durch eine Prozesskostenrechnung. Die Kalkulation sollte für den Kostenträger schlüssig aufgebaut werden, so dass auf einen Blick nachvollziehbar ist, was die Kosten der Regelversorgung versus den Kosten der Integrierten Versorgung sind. Als Darstellungsform kann entweder das Programm Microsoft Excel oder auch der Corporate Planner als Kalkulations-, Planungs- und Budgetierungstool herangezogen werden.

(5) Benennen der Qualitätssicherungsmaßnahmen

Neben dem Krankenhausbereich (vgl. Kapitel 2.1) sind auch andere Leistungserbringer zur Sicherung und Weiterentwicklung der medizinischen Leistungsqualität gemäß § 135a SGB V verpflichtet und haben sich nach Maßgabe der §§ 136a, 136b, 137 und 137d SGB V an einrichtungsübergreifenden Qualitätssicherungsmaßnahmen zu beteiligen.

Die Einführung und Weiterentwicklung eines internen Qualitätsmanagements ist von allen Kooperationspartnern sicherzustellen.

Da die meisten Unternehmen im Gesundheitswesen sich gerade in der Aufbauphase eines Qualitätsmanagements befinden, wird in der Praxis bei integrierten Versorgungsprojekten meist nur ein Qualitätssicherungsverfahren angewandt. Dies kann z.B. in Anlehnung an den BQS Datensatz entwickelt werden.

Da auch mit Qualitätssicherungsmaßnahmen nicht unerhebliche Kosten verbunden sind, ist es sinnvoll, innerhalb des Gesamtkonzepts eine Darstellung des zukünftig geplanten Qualitätsmanagements inklusive der Qualitätssicherung vorzunehmen, sowie die damit verbundenen Kosten pro Komplexpauschale den Kostenträgern darzulegen und zu verhandeln.

Die nachfolgende Darstellung gibt ausschnittsweise eine Anregung wie ein Qualitätssicherungsbogen gestaltet werden kann *(Abb. 16)*.

QM Outcome Monitoring Integrierte Versorgung - IKB Leisten-/ Schenkelhernie

00000
Name, Vorname des Versicherten
Mustermann
Achim
Musterstr. 20
47799 Krefeld
geb. am 01.10.1950
Kassen-Nr. 0000000 | Versicherten-Nr. | Status 0 0
Vertragsarzt-Nr. 1899999 | VK gültig bis | Datum 28.01.2005

Lfd. OP Nr.		OP-Datum				
		Dauer der Operation			Minuten	
Arztnummer 1						
Arztnummer 2		Schmerzen bei Entlassung	ja		nein	
IK des Krankenhaus		Medikation erforderlich	ja		nein	
Aufnahmedatum Krankenhaus		Entlassungsdatum Krankenhaus				
Einweisungsdiagnose ICD 10 GM		Entlassungsdiagnose ICD 10 GM				
Hauptdiagnose Krankenhaus ICD 10 GM		Entlassungsstatus				
Nebendiagnosen ICD 10 GM		Behandlung regulär beendet	ja		nein	
Art der Operation OPS 2005		Verlegung in ein anderes Krankenhaus	ja		nein	
Komplexpauschale Nr. 1		Tod	ja		nein	
Komplexpauschale Nr. 2		Sonstiges	ja		nein	
Komplexpauschale Nr. 3						

eingriffspezfische behandlungsbedürftige Komplikationen	ja	nein	**postoperative Wundinfektion nach Definition der CDC**	ja	nein
wenn ja			**wenn ja**		
Verletzung der Harnblase	ja		**CDC Klassifikation**		
			A1 oberflächliche Infektion	ja	
Darmverletzung	ja		A2 tiefe Infektion	ja	
			A3 Räume, Organe	ja	
Verletzung der Vasa	ja				
			allgemeine behandlungsbedürftige postoperative Komplikationen	ja	nein
Nervenläsion	ja				
			wenn ja		
wenn männlich			Wundhämatom/ Nachblutung	ja	
Verletzung des Ductus	ja		Sonstige	ja	
Skrotalschwellung	ja		Reintervention wegen	ja	nein
Hodenschwellung	ja				

Beurteilung des Behandlungsverlaufs durch den Patienten

Abb. 16: Outcoming Bogen IKB

(6) Darstellung der Abrechnungsmodalitäten

Im Rahmen der Gesamtkonzepterstellung ist es sinnvoll, aufbauend auf dem Integrierten Klinischen Behandlungspfad Abrechnungsmodalitäten zu entwickeln. Da sich die Komplexpauschale aus vielen Teilleistungen zusammensetzt, bietet es sich an diese mit Gebührenordnungspositionen im Innenverhältnis zu hinterlegen. Diese können gleichzeitig zur Leistungsabrechnung im Innenverhältnis herangezogen werden.

Im Außenverhältnis wird als Abrechnungsmodalität mit den Kostenträgern eine pauschalierte Abrechnungsform, im Fall des Modellprojektes die erwähnte Komplexpauschale, gewählt.

Innerhalb des Gesamtkonzepts sind darüber hinaus Abrechnungsmodalitäten zu berücksichtigen, die bei Abbruch der integriert erbrachten Behandlungsleistung, z.B. durch Austritt des Patienten aus dem IV Vertrag, oder durch aufgetretene Komplikationen gelten.

Die nachfolgende Auflistung gibt einen Überblick über die einzelnen Gebührenordnungspositionen, welche Inhalt der IKB Leisten-/Schenkelhernie (Beidseitige Eingriffe bei Leisten- und Schenkelhernien, Alter größer 55 Jahre) sind *(Tab. 31)*.

Tabelle 31: GO-Nr. IKB Leisten-/Schenkelhernie

GO-Nr.	Teilprozess	Betrag in Euro
TP0	Kontakt Vertragsarzt	24,96 €
TP1	Erstkontakt KH	20,87 €
TP2	Aufnahme	10,15 €
TP3	Diagnostik	113,97 €
TP4	OP Vorbereitung	209,80 €
TP5	OP Leistung	1.103,05 €
TP6	Post OP Behandlung	208,55 €
TP7	Post OP Behandlung	232,94 €
TP8	Entlassung	61,91 €
TP9	Kontakt Vertragsarzt	45,31 €
KP1	Gesamtkosten	2.031,51 €

Darüber hinaus ist es hilfreich, neben einer Entwicklung von Gebührenordnungsnummern (GO-Nr.) als Diskussionsgrundlage mit dem Kostenträger zusätzlich die nachfolgenden Punkte in das Gesamtkonzept aufzunehmen:

- Form der Abrechnungsweitergabe,
- Form der Informationsweitergabe (Qualitätsbogen),
- Zeitpunkt der Abrechnungsweitergabe,
- Zahlungstermin durch den Kostenträger.

(7) Aufzeigen des medizinischen und ökonomischen Nutzens für den Patienten

Innerhalb des Gesamtkonzepts ist das Aufzeigen des medizinischen und ökonomischen Nutzens von allen beteiligten Kooperationspartnern ein wichtiger Punkt. Hierbei spielt neben der Steigerung der Dienstleistungsqualität auch die Reduktion der Gesundheitsausgaben für den Patienten eine bedeutende Rolle.

Die Darlegung der nachfolgenden Punkte im Gesamtkonzept können die Argumentationsgrundlage für die Kostenträgerverhandlung bilden.

- Wie werden Patientendaten und Befunde den Kooperationspartnern zur Verfügung gestellt (digital oder Papierform)?
- Wann erfolgt eine Weiterleitung von Patientendaten und Befunden?
- Wie wird ein durchgängiger Behandlungsverlauf ohne große zeitliche Lücke sichergestellt?
- Welchen monetären Nutzen haben Patienten im Rahmen des integrierten Versorgungsprojekts (z.B. Wegfall der Praxisgebühr)?
- Welche Patientendaten werden den Kostenträgern zur Verfügung gestellt?

(8) Aufzeigen des ökonomischen Nutzens für den Kostenträger

Als Verhandlungsgrundlage mit den Kostenträgern ist es hilfreich, in diesem Punkt eine Gegenüberstellung der Kosten der Regelversorgung mit den Kosten des integrierten Versorgungskonzepts vorzunehmen.

Die Gesamtkosten der Regelversorgung ergeben sich aus der in Kapitel 3.3 Schritt Nr. 3 Teilschritt 3 beschriebenen Zielkostenrechnung. Diesen Kosten sind die innerhalb der Prozesskostenrechnung ermittelten Werte, wie beschrieben in Kapital 3.3 Schritt Nr. 4 Teilschritt 4, gegenüberzustellen.

Hierbei sollte bei der Darstellung darauf geachtet werden, dass die Werte für den Kostenträger in der Kalkulation nachvollziehbar sind. Die nachfolgenden Daten der *Tabelle 32* sind fiktive Daten des Modellprojekts und können nicht als Vergleichswerte herangezogen werden. Bei einer Gegenüberstellung der Prozesskosten mit den Zielkosten sollte berücksichtigt werden, dass innerhalb der Prozesskosten auch Kosten der Qualitätssicherung und ein Gewinnaufschlag für die Kooperationspartner enthalten ist, bevor der ökonomische Nutzen für den Kostenträger ausgewiesen wird.

Tabelle 32: Gegenüberstellung Zielkosten/Prozesskosten

Beschreibung	GO-Nr.	Teilprozesse	Zielkosten	Prozesskosten	ökonomischer Nutzen Kostenträger
Beidseitige Eingriffe bei Leisten- und Schenkelhernien Alter größer 55 Jahre	TP0	Kontakt Vertragsarzt	70,00 €	24,96 €	
	TP1	Erstkontakt KH	21,68 €	20,87 €	
	TP2	Aufnahme	2.132,50 €	10,15 €	
	TP3	Diagnostik		113,97 €	
	TP4	OP Vorbereitung		209,80 €	
	TP5	OP Leistung		1.103,05 €	
	TP6	Post OP Behandlung		208,55 €	
	TP7	Post OP Behandlung		232,94 €	
	TP8	Entlassung		61,91 €	
	TP9	Kontakt Vertragsarzt	6,14 €	45,31 €	
	Gesamt		2.230,32 €	2.031,51 €	198,81 €

(9) Darstellen des Organisationsmodells

Der letzte Punkt des Gesamtkonzeptes dient als Nachweis für den Kostenträger in welchem Organisationsmodell die integrierte medizinische Dienstleistung erbracht werden soll und wer direkter Vertragspartner des Kostenträgers ist. Im nachfolgenden Beispiel *(Abb. 17)* wird dies kurz schematisch skizziert:

Kooperationspartner des Vertrages gemäß §§ 140a ff. SGB V sind:

- St. Lukas Krankenhaus in Musterstadt,
- Chefarzt für Chirurgie Dr. med. Kaufmann (vertragsärztliche Ermächtigung) am St. Lukas Krankenhaus in Musterstadt,
- Facharzt für Innere Medizin Dr. med. Müller,
- Facharzt für Innere Medizin Dr. med. Meyer,
- Facharzt für Allgemeinmedizin Dr. med. Schulz,
- Facharzt für Allgemeinmedizin Dr. med. Huber.

Teilnehmer der Projektleitungsgruppe sind:

- Hr. Bauer kaufmännischer Leiter St. Lukas Krankenhaus in Musterstadt,
- Dr. med. Kaufmann Chefarzt für Chirurgie,
- Dr. med. Müller Facharzt für Innere Medizin,
- Dr. med. Schulz Facharzt für Allgemeinmedizin.

Fazit

Entwickeln Sie ein Gesamtkonzept in dem sowohl der medizinische Nutzen für den Patienten, als auch der ökonomische Nutzen für den Kostenträger deutlich hervorgehoben wird. Der Kostenträger erwartet als Verhandlungsgrundlage ein Gesamtkonzept, das für den Patienten und den Kostenträger eine Steigerung der medizinischen Qualität zu einem realistischen Preis bietet.

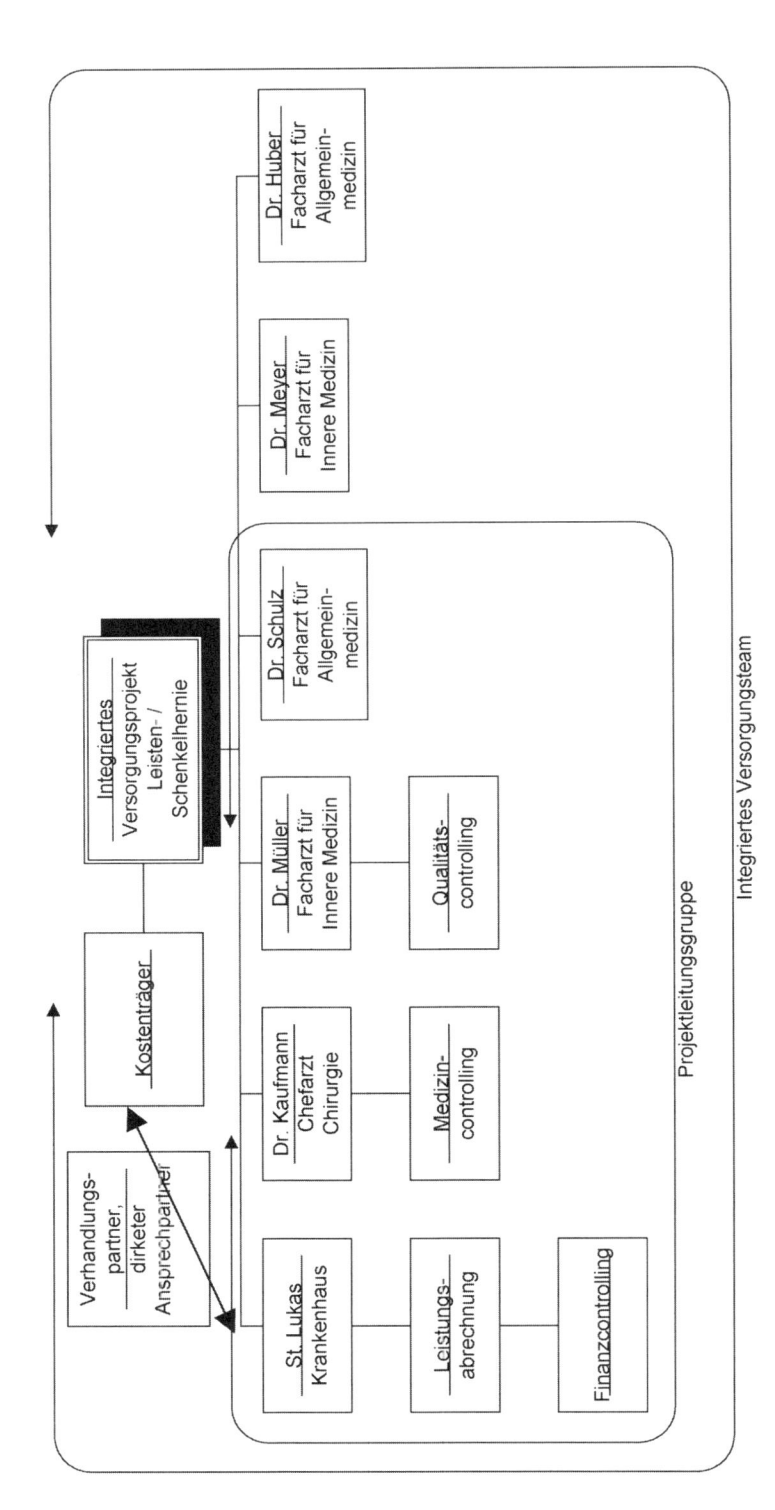

Entwicklung eines Modellprojekts Integrierte Versorgung

Abb. 17: Organisationsmodell des integrierten Versorgungsprojekts

4 Fazit und Ausblick

In diesem Kapitel wird rückblickend ein Fazit in Bezug auf das dargestellte Modellprojekt gezogen sowie ein allgemeiner Ausblick zur Integrierten Versorgung gegeben.

4.1 Möglichkeiten der Implementierung eines IKB

Die Implementierung eines Klinischen Behandlungspfades im Rahmen der stationären Behandlung ist in der Vergangenheit bereits von mehreren Autoren behandelt worden. Eine Vielzahl dieser Umsetzungshinweise lassen sich auch auf die Implementierung eines IKB anwenden; diese sind jedoch bisher noch nicht im Kontext der Integrierten Versorgung beschrieben worden.

Die Implementierung des IKB stellt eine wesentliche Aufgabe im Rahmen der Umsetzung des integrierten Versorgungsprojekts dar. Nach welcher Vorgehensweise diese erfolgt, obliegt letztendlich den jeweiligen Kooperationspartnern. Sinnvoll erscheint es (in Anlehnung an den Krankenhausbereich), den fertigen Pfad in einer Pilotphase vor der Erstellung des Gesamtkonzepts zu testen.

Diese Testphase sollte einen Zeitraum von zwei bis drei Monaten umfassen und dient dazu, festzustellen, welche Abweichungen notwendig sind bzw. bei wie viel Prozent der Fälle sich der Pfad unverändert anwenden lässt [74]. Das Ergebnis sollte mit den Kooperationspartner diskutiert und ggf. notwendige Modifikationen in den IKB eingearbeitet werden.

Es ist ratsam, erst nach erfolgreich abgeschlossener Pilotphase ein Gesamtkonzept zu entwickeln und mit den Kostenträgern in Verhandlungen zu treten.

Auch in der praktischen Anwendung ist die kontinuierliche Überwachung des IKB durch ein Pfadcontrolling, angesiedelt im Qualitätscontrolling, nützlich um anhand der Ergebnisse durchgeführter Abweichungsanalysen u.a. Besonderheiten im Behandlungsablauf (Prozessqualität) oder aber patientenspezifische Besonderheiten (Ergebnisqualität) zu erfassen. Die Ergebnisse der Abweichungsanalysen dienen dem kontinuierlichen Verbesserungsprozess (KVP).

Zielführend ist, die Pfadmethodik breit zu kommunizieren und allen Prozessbeteiligten bekannt zu machen. Der IKB muss den involvierten Mitarbeitern jederzeit zugänglich sein. Regelmäßige Rückmeldungen an das Behandlungsteam fördern nachhaltig die Kommunikation und Interaktion zwischen dem Mitarbeiterteam sowie die Identifikation dieser mit dem IKB.

Zusammenfassend lässt sich sagen, dass der Erfolg eines integrierten Versorgungsprojektes wesentlich von der erfolgreichen Implementierung eines IKB abhängig ist.

4.2 Organisatorische Ansiedlung des operativen Controllings und dessen Nutzen

Der organisatorische Nutzen zum Aufbau eines operativen Controllings wurde bereits von unterschiedlichen Verfassern beleuchtet, nicht jedoch im Kontext der Integrierten Versorgung.

Die Beurteilung des Controllingnutzens ist immer von der subjektiven Einschätzung der Kooperationspartner abhängig. Gerade im Mittelstand ist das Management sehr zurückhaltend mit der Einführung von Controllingstrukturen.

Gründe, die hierzu angeführt werden, sind:

- Die Etablierung einer Controllingabteilung/-stelle erfordert zusätzliches Personal, verbunden mit zusätzlichen Personalkosten.
- Die Einführung von Controlling ist verbunden mit der Anschaffung einer Controllingsoftware. Die hierdurch entstehenden Anschaffungs- und Betriebskosten werden vom Unternehmen gescheut.
- Das Management fühlt sich durch die Empfehlungen der Controllingabteilung in seiner Entscheidungsfreiheit eingeengt.
- Die Mitarbeiter und Ärzte fühlen sich durch die Einführung von Kennzahlensystemen und Budgets in ihrer Entscheidungsfreiheit bzw. medizinischen Therapiefreiheit eingeschränkt.

Aspekte, die für eine Einführung von Controlling sprechen, konnten in einer auf fünf Jahre angelegten Studie von Witt ermittelt und durch eine gleichzeitig vorgenommene Bewertung in eine Rangfolge gebracht werden. In den nachfolgenden Tabellen ist jeweils der ermittelte Nutzen des Mittelstands dem erwarteten Nutzen des Modellprojekts in der Integrierten Versorgung gegenüber gestellt *(Tab. 32/33)*.

Tabelle 33: Nutzen Rechnungswesen Mittelstandscontrolling [75] versus Modellprojekt

Nutzen Mittelstand	Erwartete Nutzen des Modellprojekts
Preisgestaltung	Komplexpauschalenkalkulation
Einführung einer Kostenstellenrechnung	Einführung einer Prozesskostenrechnung
Erfolgscontrolling	Erlös-, Kosten-, Finanz- und Qualitätscontrolling
Funktionsbereichcontrolling	Zentrales Controlling
Analyse und Verteilung der Gemeinkosten	Analyse, Verteilung und Controlling der Gemeinkosten
Budgetierung	Entwicklung von Bereichsbudgets im Rahmen des Gesamtbudgets auf der Grundlagen einer Prozesskostenrechnung

Tabelle 34: Nutzen Controllingperspektive Mittelstand [76] versus Modellprojekt

Nutzen Mittelstand	Erwartete Nutzen des Modellprojekts
Managerzufriedenheit mit der Controllerarbeit	Strategisches Controlling
Betriebswirtschaftliches Up-to-date-Sein	Kontinuierliche Überwachung und ggf. notwendige Modifizierung des IKB
Personalcontrolling	Prozesscontrolling
Recht	Gemeinsame Verhandlung mit dem Kostenträger

Fazit

Die Themenfelder des Medizin-, Kosten-, Finanz- und Qualitätscontrollings machen deutlich, dass das operative Controlling ein wichtiger Bestandteil der Managementstrukturen zur wirtschaftlichen Steuerung ist. Auch wenn in der Anfangsphase rudimentäre Bestandteile zur Entgeltkalkulation noch ausreichend erscheinen, so wird sich eine Kooperation in der Umsetzungsphase nicht mit rudimentären Managementstrukturen steuern lassen.

Diese Tendenz zeigt sich besonders im Bereich der Praxisnetzwerke in den vergangenen Jahren. So verschwanden vor allem solche Netzwerke vom Markt, welche die notwendigen Strukturen nicht vorhalten oder finanzieren konnten. Aus diesem Grund ist der Aufbau von Management- und Controllingstrukturen der wichtigste Bestandteil einer erfolgreichen Kooperation. Je klarer im Vorfeld die Kooperationsbedingungen für jeden Partner sind, desto einfacher und erfolgreicher ist die Umsetzung im Alltag.

4.3 Ausblick

Welche Bedeutung Integrierte Versorgung perspektivisch am Gesundheitsmarkt haben wird, ist zum einen von externen Einflüssen der Gesundheitspolitik, aber eben auch von internen Erfolgsfaktoren abhängig. Diese Erfolgsfaktoren sollten nicht erst retrospektiv in Form von monetärem Erfolg, sondern bereits in die strategische Gesamtplanung aller Kooperationspartner einfließen.

Die nachfolgenden Punkte geben einen kurzen Überblick über die intern relevanten Erfolgsfaktoren:

- Das Versorgungskonzept der Integrierten Versorgung muss zur strategischen Unternehmensplanung aller Kooperationspartner passen.
- Versorgungskonzepte lassen sich am besten auf der Basis eines Integrierten Klinischen Behandlungspfads modellieren.
- Eine realistische Vergütung lässt sich am einfachsten auf der Datengrundlage eines Integrierten Klinischen Behandlungspfads berechnen.
- Integrierte Versorgung ist nur dann erfolgreich, wenn für alle Kooperationspartner dauerhaft ein wirtschaftlicher Nutzen erzielt werden kann.
  - Der wirtschaftliche Nutzen für Krankenhäuser und Rehabilitationsanbieter ist u.a. in der Sicherung von Zuweiserpotentialen zu sehen.
  - Der wirtschaftliche Nutzen für Vertragsärzte liegt vordergründig in der extrabudgetären Einnahme, die keinen Punkt- und/oder Budgetschwankungen unterliegen.
  - Der wirtschaftliche Nutzen für ambulante Pflegedienste und anderer möglicher Vertragspartner besteht besonders in der Möglichkeit der Erschließung neuer Kooperations- und Dienstleistungsfelder.
- Der dauerhafte Erfolg eines integrierten Versorgungsprojekts und eines Integrierten Klinischen Behandlungspfads lässt sich nur durch ein integriertes Controlling in den Bereichen Medizin-, Finanz-, Kosten- und Qualitäts-

Fazit und Ausblick

controlling sicherstellen. Die bedeutendste Kennzahl des Qualitätscontrollings ist die Patientenzufriedenheit.

Abschließend stellt sich noch die Frage, ob die Integrierte Versorgung gemäß §§ 140a ff SGB V politisch und wirtschaftlich eine Zukunft hat?

Auch ein Jahr nach Inkrafttreten des GMG stellt die Integrierte Versorgung nur ein zusätzliches medizinisches Dienstleistungsangebot im Gesamtportfolio der Gesundheitsunternehmen dar. Die politische Erwartungshaltung, dass Integrierte Versorgung perspektivisch die Regelversorgung ablösen wird, zeichnet sich momentan noch nicht ab.

Der Nachweis, dass dauerhaft durch die Einführung von integrierten Versorgungsprojekten und den damit verbundenen Integrierten Klinischen Behandlungspfaden eine Senkung der gesamtökonomischen Gesundheitskosten erreicht werden kann, ist eine wesentliche Fragestellung, die derzeit in Deutschland wissenschaftlich erforscht wird.

Literatur

[1] Vgl. Das Neue Taschenlexikon: Bertelsmann Lexikon Verlag GmbH. Band 7, Gütersloh, 1992, Seite 62

[2] Vgl. Krankenhausrecht Taschenausgabe 2004: Deutsche Krankenhausverlagsgesellschaft mbH, Düsseldorf, 2004, Seite 359–361

[3] Vgl. BGBl. I Nr. 55, Seite 2190–2258

[4] Vgl. Deutsche Krankenhausgesellschaft: GKV-Modernisierungsgesetz: Neue Versorgungsformen im Krankenhaus. 1. Auflage. 2004, http://www.dkgev.de/dkgev.php/cat/9/title/Downloads

[5] Vgl. Zöller, D.: Soziale Sicherung: systematische Einführung. Oldenbourg Verlag, München, 1997, Seite 189

[6] Vgl. Deutsche Krankenhausgesellschaft: GKV-Modernisierungsgesetz: Neue Versorgungsformen im Krankenhaus. 1. Auflage. 2004, Seite 11, http://www.dkgev.de/dkgev.php/cat/9/title/Downloads

[7] Vgl. a.a.O., Seite 7–8

[8] Vgl. a.a.O., Seite 7

[9] Vgl. a.a.O., Seite 15

[10] Vgl. a.a.O., Seite 8

[11] Vgl. Begründung zum Entwurf eines Gesetzes zur Modernisierung der Gesetzlichen Krankenversicherung (GKV-Modernisierungsgesetz – GMG). September 2003, Seite 352

[12] Vgl. a.a.O., Seite 352

[13] Vgl. Knüppel, D.: Disease Staging in Deutschland. In: Krankenhaus Umschau. Baumann Fachverlage GmbH & Co. KG, Kulmbach, Heft 7, 2003, Seite 644–645

[14] Vgl. Deutsche Krankenhausgesellschaft: GKV-Modernisierungsgesetz: Neue Versorgungsformen im Krankenhaus, August 2004, Seite 21, http://www.dkgev.de/dkgev.php/cat/9/title/Downloads

[15] Vgl. a.a.O., Seite 11–12

[16] Vgl. a.a.O., Seite 47

[17] Gutachten des Sachverständigenrat für die konzentrierte Aktion im Gesundheitswesen: Bedarfsgerechtigkeit und Wirtschaftlichkeit, Band III, Über-, Unter- und Fehlversorgung, Gutachten 2000/2001. Ausführliche Zusammenfassung, Seite 65, http://www.svr-gesundheit.de/gutacht/gutalt/gutaltle.htm, 01/2005

[18] Vgl. Scheu, Ch.: Disease-Management – keine Qualität ohne Klinische Pfade. In: Hellmann, W. (Hrsg.): Klinische Pfade. Ecomed Verlagsgesellschaft AG & Co. KG, Landsberg/Lech, 2002, Seite 250

[19] Vgl. BVA: Zulassung der Disease Management Programme (DMP) durch das Bundesversicherungsamt (BVA): Die Reform des Risikostrukturausgleichs. http://www.bva.de/Fachinformationen/Dmp/dmp.htm, 01/2005

[20] Vgl. BVA: Zulassung der Disease Management Programme (DMP) durch das Bundesversicherungsamt (BVA): Definition. http://www.bva.de/Fachinformationen/Dmp/dmp.htm, 01/2005

[21] Vgl. BMGS: Fragen & Antworten rund um strukturierte Behandlungsprogramme für Chroniker, Gesamtübersicht der Fragen und Antworten. http://www.die-gesundheitsreform.de/zukunft_entwickeln/strukt_behandlungsprogramme/grundlagen/index.html

[22] Vgl. BMGS: Fragen & Antworten rund um strukturierte Behandlungsprogramme für Chroniker, Gesamtübersicht der Fragen und Antworten. http://www.die-gesundheitsreform.de/zukunft_entwickeln/strukt_behandlungsprogramme/grundlagen/index.html

[23] Vgl. BVA: Zulassung der Disease Management Programme (DMP) durch das Bundesversicherungsamt (BVA):Leitfaden zur Antragstellung von DMP. http://www.bva.de/Fachinformationen/Dmp/leitfaden.pdf

[24] Vgl. Fischermanns, G., Liebelt, W.: Grundlagen der Prozessorganisation. Verlag Dr. Görtz Schmidt, Gießen, 2000, Seite 23

[25] Vgl. Greulich, A., Thiele, G., Thiex-Kreye, M.: Prozessmanagement im Krankenhaus. R. v. Decker's Verlag, Heidelberg, 1997, Band 8, Seite 17–18

[26] Vgl. Ament-Rambow, Ch.: Prozessmanagement – Herzstück der Bewertung. In: krankenhaus umschau – Sonderheft Qualitätsmanagement, Baumann Fachverlage GmbH & Co. KG, Kulmbach, 2001, Seite 31–35

[27] Vgl. Roeder, N.: Klinische Behandlungspfade: Erfolgreich durch Standardisierung. In: führen und wirtschaften im Krankenhaus (f&w), Bibliomed-Medizinische Verlagsgesellschaft mbH, Melsungen, Heft 5, 2002, Seite 462–464

[28] Meier, M.: Prozessoptimierung und Entwicklung von Clinical Pathways. In: Mohr, F., Kröger, J. (Hrsg.): Praktiker-Handbuch Krankenhaus. Baumann Fachverlage GmbH & Co. KG, Kulmbach, 2003, II, Seite 128.2–152

[29] Thiemann, H.: Clinical Pathways, Instrumente zur Qualitätssicherung. In: führen und wirtschaften im Krankenhaus (f&w), Bibliomed-Medizinische Verlagsgesellschaft mbH, Melsungen, Heft 5, 1996, Seite 454–457

[30] Roeder, N. et al : Frischer Wind mit klinischen Behandlungspfaden (I). Instrumente zur Verbesserung der Organisation klinischer Prozesse. In:

das Krankenhaus, Verlag Kohlhammer, Stuttgart, Heft 1, 2003, Seite 20–27.

[31] Hellmann, W. (Hrsg.): Klinische Pfade. Ecomed Verlagsgesellschaft AG & Co. KG, Landsberg/Lech, 2002, Seite 16

[32] Vgl. Hellmann, W.(Hrsg.): Praxis Klinischer Pfade. Ecomed Verlagsgesellschaft AG & Co. KG, Landsberg/Lech, 2003, Seite 25

[33] Vgl. Eckardt, J.: Klinische Behandlungspfade. http://www.ecqmed.de/frames/med-co/pfade.htm, 12/2003

[34] Vgl. Eckardt, J.: Integrierte Klinische Pfade. http://www.ecqmed.de/frames/pfade/Klinische%20Pfade%202003-06-07.pdf, 01/2005

[35] Vgl. Scheu, Ch.: Klinische Pfade im Evangelischen Krankenhaus Oberhausen (EKO) – Tipps zur Umsetzung auf Grundlage eigener Erfahrungen. In: Hellmann, W. (Hrsg.): Klinische Pfade. Ecomed Verlagsgesellschaft AG & Co. KG, Landsberg/Lech, 2002, Seite 170

[36] Vgl. a.a.O., Seite 170

[37] Vgl. Eckardt, J.: Integrierte Klinische Pfade. http://www.ecqmed.de/frames/pfade/Klinische%20Pfade%202003-06-07.pdf, 01/2005

[38] Vgl. Offermanns, Matthias Dr.: Deutsches Krankenhausinstitut e.V., Düsseldorf. Umfrage November 2003, Seite 22, http://dki.comnetinfo.de/index1.html?aktuelles.htm

[39] Vgl. Hellmann, W.: Klinische Pfade, Wettbewerb der Instrumente. http://www.kma-online.de/ml.asp?uid=1001.1007.1001.1001& detailid=14&stammid=95&back=hsb:, 6/2003

[40] Vgl. Kahla-Witzsch, Heike Dr.: Klinische Pfade – Rahmenbedingungen, Nutzen, Einführung. In: Hellmann, W.: Handbuch Integrierte Versorgung. Ecomed MEDIZIN, Verlagsgruppe Hüthig Jehle Rehm GmbH, Landsberg/Lech 2004, Kapitel 8, Seite 1–2

[41] Vgl. Schulte-Zurhausen, M.: Organisation, 2. Auflage, Verlag Vahlen, München, 1999, Seite 445

[42] Vgl. a.a.O., Seite 445–463

[43] Vgl. a.a.O., Seite 447–451

[44] Vgl. a.a.O., Seite 452–453

[45] Vgl. a.a.O., Seite 455–456

[46] Vgl. Roeder, N. et al.: Frischer Wind mit klinischen Behandlungspfaden (I). Instrumente zur Verbesserung der Organisation klinischer Prozesse. In: das Krankenhaus, Verlag Kohlhammer, Stuttgart, Heft 1, 2003, Seite 20–27

[47] Vgl. a.a.O., Seite 20–27

[48] Vgl. Schwing, C.: Klinische Behandlungspfade, online: http://www.kma-online.de/ml.asp?uid=1001.1007.1001.1001&detailid=68&stammid=93&back=hsb:, 6/2003
[49] Vgl. Greulich, A., Thiele, G., Thiex-Kreye, M.: Prozessmanagement im Krankenhaus. R. v. Decker's Verlag, Heidelberg 1997; Band 8, Seite 17–18
[50] Vgl. Probst, H.-J.: Controlling leicht gemacht: Wer hat Angst vor schwarzen Zahlen? Wirtschaftsverlag Ueberreuter, Wien, 2000, Seite 42
[51] Vgl. Peemöller, V., Keller, B.: Kernbereich der Unternehmensführung, Teil D: Controlling/Planung. In: Saarbrücker Handbuch der Betriebswirtschaftlichen Beratung, hrsg. von: Küting, Karlheinz. 2. Auflage 2000, Verlag Neue Wirtschafts-Briefe GmbH & Co., Herne/Berlin 1998, Seite 419
[52] Vgl. Keun, F.: Einführung in die Krankenhauskostenrechnung. 4. Auflage, Gabler Verlag, Wiesbaden 2001, Seite 113
[53] Vgl. Probst, H.-J.: Controlling leicht gemacht: Wer hat Angst vor schwarzen Zahlen? Wirtschaftsverlag Ueberreuter, Wien 2000, Seite 45
[54] Vgl. Keun, F.: Einführung in die Krankenhauskostenrechnung, 4. Auflage, Gabler Verlag, Wiesbaden 2001, Seite 111–112
[55] Vgl. a.a.O., Seite 111–112, Seite 143
[56] Vgl. a.a.O., Seite 153
[57] Vgl. a.a.O., Seite 152
[58] Vgl. a.a.O., Seite 149
[59] Vgl. a.a.O., Seite 161
[60] Vgl. Deutsche Krankenhausgesellschaft, Spitzenverbände der Krankenkassen, Verband der privaten Krankenkassen: Kalkulation von Fallkosten. Handbuch zur Anwendung in Krankenhäusern, Version 2.0, 2002, Seite 97, http://www.g-drg.de/dokumente/kalkhb_v2.pdf, 9/2003
[61] Vgl. Scheu, Ch.: Klinische Pfade im Evangelischen Krankenhaus Oberhausen (EKO) – Tipps zur Umsetzung auf Grundlage eigener Erfahrungen. In: Hellmann, W. (Hrsg.): Klinische Pfade, Ecomed Verlagsgesellschaft AG & Co. KG, Landsberg/Lech, 2002, Seite 174
[62] Vgl. Vogel, S. et al.: Patientenpfade im Krankenhaus München Schwabing (KMS). In: das Krankenhaus, Verlag Kohlhammer, Stuttgart, Heft 10, 2002, Seite 787–793
[63] Vgl. Müller, H.-P. et al.: Qualitätsmanagement: Interne Leitlinien und Patientenpfade. In: Medizinische Klinik, Verlag Urban und Vogel, München, Heft 11, 2001, Seite 692–697

[64] Vgl. Scheu, CH. et al.: Hilfe zur Selbsthilfe. In: Krankenhaus Umschau, Baumann Fachverlage GmbH & Co. KG, Kulmbach, Heft 1, 2002, Seite 52–54
[65] Vgl. Witt, F.-J., Witt K.: Controlling für Mittel- und Kleinbetriebe. 2. Auflage, Verlag C.H. Beck, München, 1996, Seite 59
[66] Vgl. Keun F.: Einführung in die Krankenhauskostenrechnung. 4. Auflage, Gabler Verlag, Wiesbaden, 2001, Seite 166–167
[67] Vgl. Peemöller V. H., Keller B.: Saarbrücker Handbuch der Betriebswirtschaftlichen Beratung. 2. Auflage, Verlag Neue Wirtschaftsbriefe, Herne/Berlin, 2000, Seite 258
[68] Vgl: Vollmuth H.: Kennzahlen. STS Standard-Tabellen- und Software-Verlag, Planegg, 2000, Seite 9–13
[69] Vgl. Peemöller V. H., Keller B.: Saarbrücker Handbuch der Betriebswirtschaftlichen Beratung. 2. Auflage, Verlag Neue Wirtschaftsbriefe, Herne/Berlin, 2000, Seite 396–398
[70] Vgl. Pschyrembel: Medizinisches Wörterbuch. 257. Auflage, Walter de Gruyter, Berlin, 1993, Seite 651
[71] Vgl. Münch, G., Reitz, J.: Grundlagen der Krankheitslehre. Nikol Verlagsgesellschaft mbH, Hamburg, 1996, Seite 496
[72] Vgl. Schumpelick et al.: Chirurgie. 3. Auflage, Ferdinand Enke Verlag, Stuttgart, 1994, Seite 726–732
[73] Vgl. Münch, G., Reitz, J.: Grundlagen der Krankheitslehre. Nikol Verlagsgesellschaft mbH, Hamburg, 1996, Seite 497–498
[74] Vgl. Roeder, N. et al.: Frischer Wind mit klinischen Behandlungspfaden (II). Instrumente zur Verbesserung der Organisation klinischer Prozesse. In: das Krankenhaus, Verlag Kohlhammer, Stuttgart, Heft 2, 2003, Seite 124–130
[75] Vgl. Witt F.-J., Witt K.: Controlling für Mittel- und Kleinbetriebe. 2. Auflage, Verlag C.H. Beck, München, 1996, Seite 52–53
[76] Vgl. a.a.O., Seite 52–53

Glossar

BPflV Bundespflegesatzverordnung
Verordnung zur Regelung der Krankenhauspflegesätze.

DIN Deutsche Industrienorm
Internationale, branchenübergreifende Norm, die Anforderungen an ein Qualitätsmanagement beschreibt.

DKG-NT Deutscher Krankenhausnormtarif
Tarifwerk zur Kalkulation von internen Verrechnungspreisen im Krankenhaus.

DMP Disease Management Programme
auch als Chronikerprogramme bekannt, sind aufeinander abgestimmte Behandlungsprogramme und Betreuungsprozesse über Krankheitsverläufe und institutionelle Grenzen hinaus, die augrund der medizinischen Evidenz festgelegt werden (in Anlehnung an die BMG Pressemitteilung vom 30.07.01).

EBM Einheitlicher Bewertungsmaßstab
Abrechnungssystematik mit der ambulante Leistungen der gesetzlichen Krankenversicherungen abgerechnet werden.

EFQM European Foundation for Quality Management
Die EFQM ist eine gemeinnützige Organisation zur Förderung des Qualitätsgedanken nach japanischen und amerikanischen Vorbildern mit Sitz in Brüssel. Das so genannte „EFQM-Modell" stellt ein Instrument zur Qualitätsverbesserung auf der Grundlage der Selbstbewertung von Institutionen dar.

G-DRG German Diagnoses Related Groups
Von ARDRG abgeleitetes Fallgruppierungssystem, das von der deutschen Bundesregierung als Entgeltsystematik in Deutschland optional seit 2003 und verpflichtend 2004 eingeführt wurde.

GOÄ Gebührenordnung Ärzte
Abrechnungssystematik mit der ambulante Leistungen der privaten Krankenversicherungen abgerechnet werden.

Glossar

ICD 10 GM Internationale Statistische Klassifikation der Krankheiten und verwandter Gesundheitsprobleme, 10. Revision, German Modifikation, Version 2005.
Die derzeitig aktuelle Version findet sich auf www.dimdi.de.

IKB Integrierter Klinischer Behandlungspfad
Ein Integrierter Klinischer Behandlungspfad ist die Beschreibung einer kompletten, interdisziplinär und/oder sektorenübergreifend erbrachten Behandlungsleistung für einen definierten Patiententyp.
Der Behandlungspfad berücksichtigt Patientenanforderungen, den aktuellen Stand der medizinischen Erkenntnisse, die erforderliche Qualität der Leistungserbringung sowie Aspekte der Wirtschaftlichkeit.
Er steuert den Leistungserstellungsprozess und unterstützt die Erfassung relevanter Daten zur Erhebung von organisatorischen, medizinischen und ökonomischen Abweichungen mit dem Ziel der kontinuierlichen Verbesserung.

IV Integrierte Versorgung

Merkmale der integrierten Versorgung

- Der Patient steht im Mittelpunkt der Behandlung,
- Um den Patienten wird ein medizinischer Versorgungskreislauf aufgebaut,
- Der Versorgungskreislauf besteht aus unterschiedlichen Sektoren übergreifenden und/oder interdisziplinär-fachübergreifenden Leistungserbringern im Gesundheitswesen, die zur Behandlung des Patienten erforderlich sind,
- Die Leistungserbringer sind Vertragspartner der Kostenträger,
- Die Leistungserbringer müssen die aufbau- und ablauforganisatorischen Voraussetzungen zur qualitätsgesicherten und wirtschaftlichen medizinischen Versorgung schaffen.

KB Klinischer Behandlungspfad
Ein Klinischer Pfad ist ein netzartiger, Berufsgruppen übergreifender Behandlungsablauf auf evidenzbasierter Grundlage (Leitlinien), der Patientenerwartungen, Qualität und Wirtschaftlichkeit gleichermaßen berücksichtigt. Die Begriffe Clinical Pathway, Geplanter Behandlungsablauf (GBA) und Patien-

tenpfad können synonym verwendet werden, sofern diese die genannten Kriterien beinhalten. Der Begriff Patientenpfad kann allerdings missverstanden werden, wenn man berücksichtigt, dass der amerikanische Begriff „Patient Pathway" etwas völlig anderes meint: nämlich einen Leitfaden zur Orientierung des Patienten!

KHEntgG Krankenhausentgeltgesetz
Gesetz über die Entgelte für voll- und teilstationäre Krankenhausleistungen.

KHG Krankenhausfinanzierunggesetz
Gesetz zur wirtschaftlichen Sicherung der Krankenhäuser und zur Regelung der Krankenhauspflegesätze.

KTQ Kooperation für Transparenz und Qualität im Krankenhaus
KTQ bedeutet Kooperation für Transparenz und Qualität im Krankenhaus. Im Mittelpunkt des Projektes steht das Ziel eines einheitlichen Zertifizierungsverfahrens für Krankenhäuser.

MVZ Medizinisches Versorgungszentrum
Medizinische Versorgungszentren sind nach § 95 Abs. 1 SGB V zugelassene fachübergreifende, ärztlich geleitete Einrichtungen in denen Ärzte mit Arztregistereintrag, als Angestellte oder freiberufliche Ärzte tätig sind.

OPS 2005 Operationen- und Prozedurenschlüssel
für erbrachte Leistungen im Krankenhaus und in der ambulanten Medizin. Die derzeitig aktuelle Version findet sich auf www.dimdi.de.

PPR Pflege-Personalregelung
Regelung über Maßstäbe und Grundsätze für den Personalbedarf in der stationäre Krankenpflege.

RSA Risikostrukturausgleich
Der RSA in der gesetzlichen Krankenversicherungen ist ein Finanzausgleich zwischen den Krankenkassen, der die finanziellen Auswirkungen unterschiedlicher Risikostrukturen der Versicherten zwischen den gesetzlichen Krankenversicherungen ausgleichen soll (www.bfa.de).

Abkürzungsverzeichnis

ASA	American Society of Anesthesiologists
BGB	Bürgerliches Gesetzbuch
BGBl.	Bundesgesetzblatt
BMGS	Bundesministerium für Gesundheit und soziale Sicherung
BPflV	Bundespflegesatzverordnung
BQS	Bundesgeschäftsstelle Qualitätssicherung gGmbH
BVA	Bundesversicherungsamt
CDC	Centers for Disease Control
COPD	chronisch obstruktive Lungenerkrankung(en)???
DIN	Deutsche Industrienorm
DKG	Deutsche Krankenhausgesellschaft
DKG-NT	Deutscher Krankenhausnormtarif
DKI	Deutsches Krankenhausinstitut
DMP	Disease Management Programme
DV	Datenverarbeitung
DxCats	Diagnosekategorie
E.T.A	elektronische Tätigkeitsanalyse
EBM	Einheitlicher Bewertungsmaßstab
EFQM	European Foundation for Quality Management
einschl.	einschließlich
ff.	fortfolgende
GBA	Gemeinsamer Bundesausschuss
G-DRG	German Diagnoses Related Groups
GKV	Gesetzliche Krankenversicherung
GmbH	Gesellschaft mit beschränkter Haftung
GMG	GKV-Modernisierungsgesetz
GOÄ	Gebührenordnung Ärzte
GuV	Gewinn- und Verlustrechnung
GWG	Geringwertige Wirtschaftsgüter
i.S.d.	im Sinne des
i.V.m.	in Verbindung mit
IBLV	Innerbetriebliche Leistungsverrechnung
ICD 10 GM	Internationale Statistische Klassifikation der Krankheiten und verwandter Gesundheitsprobleme, 10. Revision, German Modifikation, Version 2005
IKB	Integrierter Klinischer Behandlungspfad
IV	Integrierte Versorgung

KB	Klinischer Behandlungspfad
KBV	Kassenärztliche Bundesvereinigung
KHEntgG	Krankenhausentgeltgesetz
KHG	Krankenhausfinanzierunggesetz
KHK	Koronare Herzkrankheit
KIS	Krankenhausinformationssystem
KTQ	Kooperation für Transparenz und Qualität im Krankenhaus
KV	Kassenärztliche Vereinigung
KVP	Kontinuierlicher Verbesserungsprozess
MBO-Ä.	Musterberufsordnung Ärzte
MVZ	Medizinisches Versorgungszentrum
NCHSR	National Centre for Health Services Research
NYHA	New York Heart Association
OPS 2005	Operationen- und Prozedurenschlüssel
PPR	Pflege-Personalregelung
RSA	Risikostrukturausgleich
RSAÄndV	Verordnung zur Änderung der Risikostruktur-Ausgleichsverordnung
SGB V	Sozialgesetzbuch fünftes Buch
V.a.	Verdacht auf
VUV	Vereinfachtes Umlageverfahren

Autorenverzeichnis

Herausgeber:

Prof. Dr. rer. physiol. habil. Wolfgang Hellmann
FB Informations- und Kommunikationswesen (IK)
Fachhochschule Hannover
Ricklinger Stadtweg 120
30459 Hannover
e-mail: Hellmann-W@t-online.de

Professor für den Lehrbereich Medizin, Initiator des Fortbildungskonzepts Management für Berufe im Gesundheitswesen (mit Schwerpunkt Krankenhausmanagement für Leitende Ärzte) und des Kooperationsprojektes MBA für Krankenhausärzte (Fachhochschulen Hannover und Neu-Ulm), Wissenschaftlicher Berater der Einrichtung für Weiterbildung und Technologietransfer (EWT), Vorstandsvorsitzender der Akademie für Management im Gesundheitswesen (AMiG e.V.), Initiator des Europäischen Forums Klinische Pfade, Autor und Herausgeber zahlreicher Publikationen zur Vermittlung von Managementqualifikationen für Gesundheitsberufe.

Autoren:

Sonja Drumm
Drumm & Partner
Limburg an der Lahn
Kooperationsfirma der contec GmbH
Bochum/Berlin/Stuttgart
e-mail: drumm@contec.de

Dipl. Gesundheitsökonomin Sonja Drumm
ist Gesellschafterin der Drumm & Partner Gesellschaft für organisations- und gesundheitsökonomische Beratung sowie Kooperationspartner der contec GmbH für die Bereiche strategische und operative Krankenhausentwicklung, Integrierte Versorgung und Medizinische Versorgungszentren. Nach mehrjähriger Tätigkeit als Gesundheitspädagogin (gpa) in leitender Stellung, folgte das Studium im Bereich Gesundheitswesen – Technische Medizinwirtschaft – an der Hochschule Niederrhein mit den Schwerpunkten Medizincontrolling,

Krankenhausmanagement und Gesundheitsökonomie sowie die Fortbildung zur TQM Assessorin nach EFQM.

Dipl. Gesundheitsökonomin Annette Achenbach
e-mail: annette.achenbach@gmx.net

Dipl. Gesundheitsökonomin Annette Achenbach
ist Referentin der Krankenhausgesellschaft Nordrhein-Westfalen im Bereich Krankenhausfinanzierung und -planung. Nach mehrjähriger interdisziplinärer Tätigkeit als examinierte Krankenschwester folgte das Studium im Bereich Gesundheitswesen – Technische Medizinwirtschaft – an der Hochschule Niederrhein mit den Schwerpunkten Medizincontrolling, Krankenhausmanagement und Gesundheitsökonomie sowie die Fortbildung zur TQM Assessorin nach EFQM.

Stichwortverzeichnis

Paragraphen

§§ 140a ff. SGB V 9, 11

A

Abrechnungsmodalitäten 150
Absolute Kennzahlen 123
Anschubfinanzierung 23

B

Berichtswesen 136
Bottom-up-Verfahren 129
Budgetierung 130
Budgetkontrolle 132
– Objektvergleich 132
– Planvergleich 132
– Zeitvergleich 132
Bundesgeschäftsstelle Qualitätssicherung gGmbH (BQS) 25

C

Clinical Pathways® 37
Controllingabteilung 116
Controllingpunkte 120
Controllings im Krankenhaussektor 100
Controllings im medizinischen ambulanten Sektor 101
Controllingstrukturen 113
– Entwicklung 113

D

Deutsche Krankenhausgesellschaft (DKG) 25
DIN/EN ISO 9000:2001 119
Disease Staging 21
Disease-Management-Programme (DMP) 9, 11, 31, 32
– Umsetzung 33
– Zielsetzungen 33
– Zulassung 32
Disease-Staging-Kriterien 21
DKG-NT 105
Dokumentenanalyse 45
DRG 105

Stichwortverzeichnis

DxCats 21

E

EBM 105
Echte Gemeinkosten 64
EDV technische Controllingstrukturen 140
EFQM (Excellence-Modell der European Foundation for Quality Management) 119
EFQM-Modell 37
Einkaufsmodell 101
Erfolgscontrollings 118

F

Finanzcontrolling 119, 126
– Kennzahlen 126
Fremdbeobachtung 47

G

Gegenstromverfahren 129
Gemeinkostensteuerung 67
geplante Behandlungsabläufe 37
German Diagnosis Related Groups (G-DRG) 21, 36
Gesamtkalkulation 105
Gesamtkonzepts 144
– Entwicklung 144
GKV-Modernisierungsgesetz (GMG) 9, 12
GOÄ 105
Grenzplankostenrechnung 109

I

ICD 10 21
IKB 155
Indikationspfade 37
Innerbetriebliche Leistungsverrechnung (IBLV) 67
– Anbauverfahren 67
– Gleichungsverfahren 68
– Stufenleiterverfahren 67
Integrierte Klinische Behandlungspfade (IKB) 9, 35, 36, 43, 44, 57, 71, 76, 90, 91, 95, 99, 148
– Entwicklung 76
– Erstellungsmöglichkeiten 44
– Kalkulation 99
– Zielsetzungen 43
Integrierte Versorgung 17
– Leistungserbringer 17

173

Stichwortverzeichnis

Integrierte Versorgungsprojekte 99
– Kalkulation 99
Interviewtechnik 46
Ist-Kostenrechnung 108

K

Kassenärztliche Bundesvereinigung (KBV) 25
Kennzahlen 120, 123
Kennzahlenberichte 136
Klinische Behandlungspfade (KB) 9, 37, 40, 42, 155
– Zielsetzungen 40
Klinische Pfade 37
Kombinationsmethode 48
Komplexpauschale 9, 65, 148
– Berechnung 65
Kostenartenrechnung 57
Kostencontrollings 118
Kostenrechnungsinstrumente 9
Kostenstellen 57, 65
– Bildung 65
Kostenstellenaufbau 66
Kostenstellenrechnung 57, 65
Kostenträgerrechnung 57
KTQ® Kooperation für Transparenz und Qualität im Krankenhaus 119
KTQ-Verfahren 37

L

Leistungserbringer 17, 18

M

Managementgesellschaften 17
Managementmodell 101
Managementstrukturaufbau 113
Medizincontrollings 118, 124
– Kennzahlen 124
Medizinisches Versorgungszentrum (MVZ) 9, 11, 26, 27, 28
– Ausscheiden von Ärzten 28
– Gründungsberechtigte 26
– Rechtliche Kriterien 26
– Rechtsform 28
– Sitz 28
– Sonderregelungen 28
– Strukturelle Vorteile 29
– Vergütung 28
– Voraussetzungen 27

– Wirtschaftliche Vorteile 30
Mischverfahren 68
Mittelstandscontrollings 100
Modellbehandlungspfads 91
Modellprojekts 72, 73, 79, 87
– Definition des Soll-Behandlungsprozesses 87
– Entwicklung 72
– Projektumsetzung 73
– Teamsitzung 87
– Zielsetzung 73

N

National Centre for Health Services Research (NCHSR) 21

O

Operatives Controlling 156
OPS 21
Organisatorische Ansiedlung 116

P

Patientenpfade 37
Personalbedarfsmessung 116
Pfaderstellung 95
Pfad-Komponenten 41
Plan-Kalkulation 107
Preisbildung 107
Preiskalkulation 102
Profitcenterbildung 65
Prozesskosten 111, 152
– Gegenüberstellung 111, 152
Prozesskostenkalkulation 109, 110, 111
– IKB Leisten-/Schenkelhernie 111
– stationär erbrachter Leistungen 110
– vorstationär erbrachter Leistungen 110
Prozesskostenrechnung 57, 69, 102, 107, 112
– Preisbildung 107
Prozessleistungsanalyse 57
Prozessmanagement 35, 65
Prozessqualität 121, 122
Prozessstrukturanalyse 35, 36

Q

Qualitätscontrolling 36, 37, 118, 127, 148
– Kennzahlen 127

Stichwortverzeichnis

Qualitätssicherungsmaßnahmen 148

R

Registrierungsstelle 25, 26
Richtzahlen 124

S

Spitzenverbände der Krankenkassen 25
Strukturierte Behandlungsprogramme 31
– Asthma 31
– Brustkrebs 31
– Chronisch obstruktive Lungenerkrankungen (COPD) 31
– Diabetes mellitus Typ 1 und 2 31
– Koronare Herzkrankheit (KHK) 31

T

Technische Datenaufbereitung 140
Teilprozessbezeichnungen 21
Top-down-Verfahren 129

U

Unechte Gemeinkosten 64

V

Vereinfachtes Umlageverfahren (VUV) 68
Verhältniskennzahlen 123
Vollkostenrechnung 108

Z

Zielkosten 111, 152
– Gegenüberstellung 111, 152
Zielkostenkalkulation 105, 106
– IKB Leisten-/Schenkelhernie 106
– stationär erbrachter Leistungen 106
Zielkostenrechnung 102, 105
– Preisbildung 105